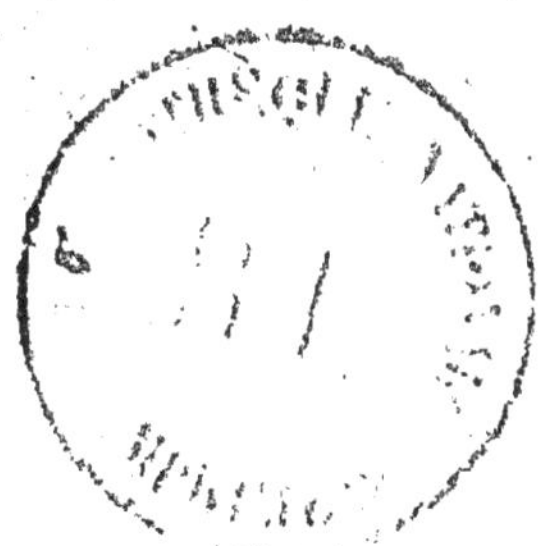

THÉRAPEUTIQUE CHIRURGICALE

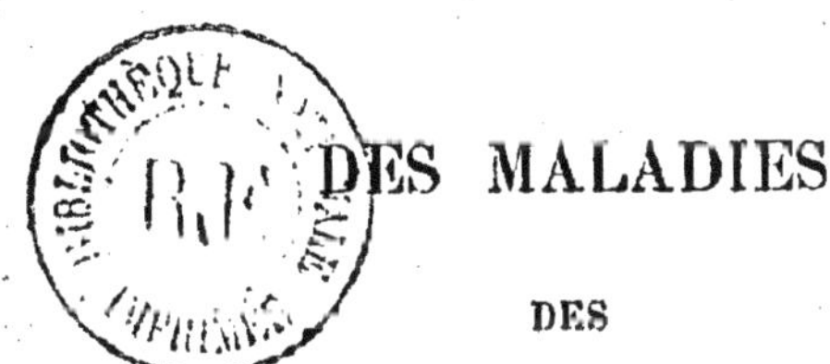

DES MALADIES

DES

ARTICULATIONS

THÉRAPEUTIQUE CHIRURGICALE

DES MALADIES

DES

ARTICULATIONS

MUSCLES, TENDONS, SYNOVIALES TENDINEUSES

PAR

L. PICQUÉ
Chirurgien des Hôpitaux
Membre de la Société de chirurgie

Pl. MAUCLAIRE
Ancien interne, lauréat
médaille d'or des hôpitaux de Paris
Prosecteur
à la faculté de Médecine

TOME PREMIER

AVEC 78 FIGURES DANS LE TEXTE

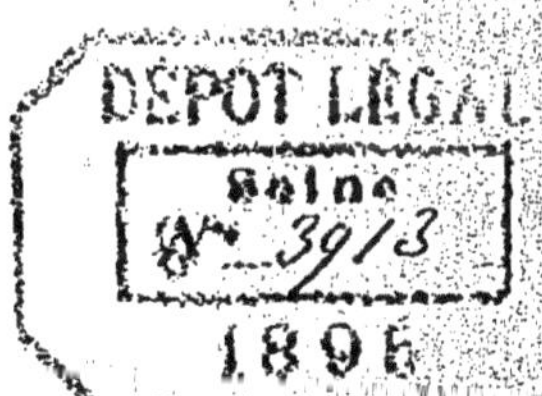

PARIS
OCTAVE DOIN, ÉDITEUR
8, PLACE DE L'ODÉON, 8

1895

PRÉFACE

En écrivant ce livre nous avons voulu être fidèles à l'idée des fondateurs de cette bibliothèque; et nous sommes restés autant que possible dans l'esprit du programme qu'ils nous avaient tracé, en essayant toutefois d'en éviter les écueils.

Quoi de plus fastidieux, en effet, de moins intéressant qu'une thérapeutique chirurgicale où l'on ne s'applique qu'à interpréter le but que s'est proposé le chirurgien dans le choix de telle ou telle méthode, en menant constamment le lecteur sur le domaine de l'anatomie ou de la physiologie pathologique?

Le traitement des luxations, par exemple, nous en fournira maints exemples.

De plus, une grande révolution s'est opérée depuis vingt ans en chirurgie sous l'influence de l'antisepsie et de l'asepsie.

Combien de méthodes compliquées de traitement ont été remplacées, de nos jours, par des procédés simples! De là au classement historique des méthodes thérapeutiques, il n'y avait qu'un pas.

Nous avons pensé qu'il était nécessaire, au moins pour certaines affections, de procéder de la sorte, d'autant qu'il est parfois nécessaire de revenir à d'anciens procédés trop délaissés aujourd'hui.

En résumé, justifier l'emploi des moyens thérapeutiques par les notions d'anatomie et de physiologie pathologiques et en s'appuyant également sur l'histoire de la chirurgie, tel a été le but poursuivi par nous, pour rendre autant que possible intéressant un livre de thérapeutique chirurgicale.

Le plan que nous avons suivi est le suivant :

Le premier volume est consacré à l'étude des entorses, hémarthroses, hydarthroses, plaies articulaires, luxations en général et en particulier : toutes ces affections y sont étudiées d'après les données les plus récentes.

Dans le deuxième volume, nous avons étudié avec grand détail le traitement de la tuberculose articulaire : les différentes formes comportent des traitements différents et devaient être étudiées à part.

Toutes les méthodes de traitement y sont tour à tour envisagées dans leurs indications, contre-indications, résultats immédiats et éloignés. Vient ensuite un chapitre d'orthopédie dans lequel le traitement des difformités congénitales et acquises est exposé longuement.

Nous avons tenu à étudier d'une façon spéciale la luxation congénitale de la hanche, dont le traitement occupe tant les chirurgiens de notre époque; aussi avons-nous indiqué tout ce qui a été fait dans cette voie et présenté des conclusions qu'autorisent les résultats acquis.

Nous avons consacré également quelques développements au poignet varus et valgus, à la coxa vara ou valga, ainsi qu'au cubitus valgus et varus, etc.

Ce deuxième volume se termine par le traitement des maladies chirurgicales des muscles, aponévroses, tendons, synoviales tendineuses et bourses séreuses.

S'il nous avait été possible d'ajouter à cet ensemble l'étude des maladies du système osseux, nous aurions pu intituler ce travail : *Thérapeutique chirurgicale de l'appareil locomoteur*.

La distribution de la collection ne nous a pas permis de faire cet ensemble, et le lecteur devra recourir à un autre volume de la collection.

Tel est le plan de ce livre, telles sont les idées générales qui nous ont guidés.

Nous espérons ainsi pouvoir être utiles aux étudiants et aux praticiens.

En tous cas, l'importance et la multiplicité

sans cesse croissante des méthodes thérapeutiques en chirurgie, toujours en progrès, justifient l'effort que nous avons tenté pour donner une idée complète de l'état actuel de la pratique surtout dans le domaine de la chirurgie articulaire.

L. Picqué et P. Mauclaire.

6 juin 1895.

THÉRAPEUTIQUE CHIRURGICALE
DES MALADIES
DES
ARTICULATIONS, MUSCLES, TENDONS, SYNOVIALES

HISTORIQUE DE LA THÉRAPEUTIQUE CHIRURGICALE ARTICULAIRE

SOMMAIRE. — *Période ancienne.* — Perfectionnement progressif des interventions non sanglantes. — *Période moderne.* — Rôle de l'antisepsie qui multiplie les indications de l'arthrotomie, de l'arthrectomie et des résections. — *Période future.* — Perfectionnement de l'orthopédie et du traitement des luxations congénitales. L'ankylose deviendra de plus en plus rare.

1° Période ancienne. — Parmi les affections articulaires, les unes nécessitent souvent une intervention sanglante, ce sont les corps étrangers articulaires, les luxations irréductibles anciennes ou récentes, les arthrites suppurées, etc.; les autres au contraire peuvent être traitées et guérir souvent sans intervention sanglante, ce sont les entorses, les luxations, les arthrites simples, etc.

Or, cette deuxième variété parmi les affections articulaires a de tout temps été étudiée et son traitement s'est bien vite perfectionné. C'est à Hippocrate, à ses successeurs immédiats et à ses admirateurs que remonte le traitement des entorses, des luxations, traitement qui est resté sans changements dans ses grandes lignes, jusqu'à l'antisepsie ; ici une ère nouvelle s'est ouverte dans le traitement de certaines affections articulaires ; l'arthrotomie faite sûrement a modifié le pronostic des plaies articulaires chirurgicales, ou des résections, par exemple.

Cependant, dans cette période ancienne, « l'incision « des jointures n'était pas faite aussi rarement qu'on « a tendance à le penser, » dit M. Jalaguier dans sa remarquable thèse sur l'arthrotomie. Ambroise Paré fut un des premiers à secouer le joug d'Hippocrate et de Galien. — Malgré l'avis opposé de David, l'arthrotomie de nécessité pour plaies articulaires suppurées est adoptée par J.-L. Petit (1720), et par la majorité des membres de l'Académie de chirurgie, ne faisant en cela que d'adopter les principes déjà émis par les Arabistes et Paul d'Égine, Lanfranc (1200), Guy de Chauliac (1300), Hollerius, Guillemeau (1550), etc.

Ambroise Paré ne fit-il pas en 1558 l'arthrotomie à Jean Bourlier, pour un corps étranger articulaire ayant déterminé une grave hydarthrose ?

Parmi les successeurs du père de la chirurgie française, les uns conseillèrent, d'autres plus timides déconseillèrent l'arthrotomie ou ne voulurent pas se prononcer sur la nécessité d'ouvrir des « apostèmes articulaires ». Nous reviendrons sur ce point dans l'historique de l'arthrotomie.

Les chirurgiens de cette époque employèrent des pansements faits d'onguents variés, aromatisés ; le vin et l'eau-de-vie y jouaient un rôle important. Aussi l'arthrotomie pour hydarthrose fut-elle faite avec succès par **Lamotte** (1655), Heister (**1683**), **Lieutaud** (1703), **Monro** fils (**1753**). — Malheureusement, dit **M. Jalaguier, aux emplâtres et onguents succédèrent les cataplasmes et le cérat — ce fut la période de l'infection purulente.**

On fit bien encore l'arthrotomie d'urgence pour les plaies articulaires suppurées, mais pour l'hydarthrose on s'abstint ou on eut recours à la ponction.

2° **Période moderne.** — Au début de cette période il faut citer Chassaignac qui, en faisant entrer le drainage dans la pratique chirurgicale, rendit moins grave le pronostic des arthrites suppurées. — Puis, en **1856**, Blot rapporte des cas heureux d'arthrotomie d'après des observations de A. Nelaton et de Monod père. C'est la renaissance de l'arthrotomie ; alors, grâce à l'exemple donné par Lister, on voit Jessop, Nussbaum, Schede, Volkmann, Albert, Scriba à l'étranger, puis en France Létièvant, Lucas-Championnière, E. Bœckel, non seulement pratiquer l'arthrotomie de nécessité, mais encore faire cette opération de parti pris pour des affections non suppurées des articulations.

On vit alors le pronostic des résections articulaires devenir considérablement meilleur (Ollier) : on n'hésita plus soit à ponctionner, soit à ouvrir les hémarthroses, on ouvrit à ciel ouvert les luxations irréductibles pour remettre en place les surfaces articulaires, on incisa les hydarthroses simples et les hydarthroses infectieuses, on fit des arthrectomies précoces pour ostéo-arthrites tuberculeuses, on n'hésita pas à ouvrir et à explorer les articulations pour les corps étrangers articulaires, on intervint de bonne heure pour les luxations congénitales de la hanche, on fit l'arthrectomie pour certaine variété de genu valgum, on fit l'arthrodèse et l'opération de Phelps pour les pieds-bots, etc.

L'arthrotomie sous le couvert de l'antisepsie n'a donc plus de limites actuellement; les plaies articulaires ne sont plus l'effroi des médecins civils ou militaires.

En même temps, les appareils pour les déformations articulaires se sont perfectionnés au point que certains d'entre eux sont devenus presque des œuvres d'art, pourrait-on dire.

3° Période future. — Et quelle sera l'histoire future de la chirurgie articulaire? Elle sera dans le perfectionnement de ces opérations modelantes (résections modelantes) qui auront pour but de rendre de plus en plus rare la production d'une ankylose après une affection articulaire.

Elle sera dans le perfectionnement de ces opérations orthopédiques qui ankyloseront des articulations trop ballantes, pour permettre au membre quelques mouvements physiologiques utiles; elle sera dans le traitement et la réfection de ces articulations mal conformées de naissance, par des opérations analogues, par exemple, à celle que le professeur Le Dentu vient de publier pour une luxation congénitale de la rotule traitée par le plissement de la capsule articulaire ou aponévrorrhaphie; elle sera dans le traitement sanglant encore discuté de la luxation congénitale de la hanche, traitement qui fit le désespoir de Dupuytren, au commencement du siècle, etc. Toutes ces arthrodèses et arthroplasties se perfectionneront de plus en plus, sans aucun doute.

TRAITEMENT DES ENTORSES

Le traitement d'une entorse comporte des indications spéciales et en rapport avec le degré des lésions et l'intensité des symptômes qui l'accompagnent.

Amédée Bonnet, dans son livre des plus remarquables sur les affections articulaires, dit que l'on peut être appelé à soigner une entorse à trois périodes distinctes de son évolution : 1° quand la lésion est récente et que l'inflammation qui l'accompagne n'est pas encore complètement développée ; 2° quelques jours après l'accident, lorsque les phénomènes inflammatoires sont dans toute leur intensité ; 3° lorsque la maladie est passée à l'état chronique. Comme nous le verrons plus loin, cette distinction est importante au point de vue thérapeutique.

Mais étudions tout d'abord en général les différentes méthodes de traitement d'une entorse récente.

Applications locales. — Elles ont été recommandées et employées par beaucoup de chirurgiens. Nous renonçons même à énumérer tous les emplâtres qui ont été recommandés contre les foulures (1). Nous citerons seulement le collodion élastique très recommandé par Blodgett (2) et les différentes applications suivantes :

a) Applications chaudes et antiphlogistiques. — Lisfranc, Guersant, Dupuytren, employèrent les anti-

(1) Voir Duhamel, *Gaz. méd. Strasbourg*, 1870, p. 45.
(2) Blodgett, *Boston med. and surg. journ.*, 31 mars 1881.

phlogistiques sous toutes leurs formes : sangsues, saignées locales ou générales, fomentations chaudes. Un chirurgien américain le Dr Jackson, cité par Castex, dit avoir employé avec succès l'eau aussi chaude que le malade pouvait la supporter. Bunton (1) également recommande cette méthode.

En 1889 M. Darde (2), médecin distingué de l'armée, a recommandé l'emploi de l'eau chaude dans le traitement des entorses et des fractures périarticulaires. La méthode de M. Darde consiste, dans l'emploi immédiatement après l'accident, de l'eau très chaude, aussi chaude qu'elle peut être supportée, sous forme de bains locaux ou de compresses mouillées. — Voici la façon de procéder : pour le bain, l'eau est d'abord à une température de 45° centigrades qui est très aisément supportée. — En quelques minutes à l'aide d'eau très chaude on élève progressivement la température du bain à 48° ou 49° et on la maintient à ce niveau pendant 25 à 30 minutes.

S'il est impossible d'employer le bain local, pour le genou par exemple, on fait pendant 30 à 40 minutes des applications de compresses pliées en plusieurs doubles et trempées dans de l'eau très chaude de 70 à 80°. On les laisse s'égoutter quelques secondes de façon que leur température s'abaisse à 48° ou 50° environ. — En retrempant très fréquemment ces compresses dans de l'eau maintenue toujours à une température élevée, avant de les réappliquer, on obtient sensiblement le même effet qu'avec le bain local.

La peau rougit, la douleur disparaît, la région se tuméfie un peu. Au bout de 4 à 5 jours de ce traite-

(1) Bunton, *Philadelphia. Med. Rep.*, 18 janvier 1870.

(2) Darde, *Société de Chirurgie* 1889, p. 199, et communication orale.

ment fait deux fois par jour, la résolution est rapide. Les observations de MM. Darde et Schintre sont des plus démonstratives.

Plus récemment Galewad (1), conseilla également les affusions et fermentations chaude après une injection de morphine. — La bande élastique est appliquée et maintenue par des bandes de taffetas adhésif recouvert lui-même de bandes de toile pour assurer l'adhérence. Avec une vieille chaussure large, le malade peut dès lors marcher aussitôt après l'accident.

b) *Applications réfrigérantes.* — D'autres auteurs ont conseillé les applications de compresses imbibées d'un liquide réfrigérant, ou d'eau pure, des lotions évaporantes (mélange d'eau-de-vie camphrée et d'éther, Astley Cooper) etc., d'eau aromatisée, d'eau blanche, d'eau-de-vie camphrée, etc., que l'on renouvelle à mesure que le liquide est monté à la température du corps. Le triomphe de quelques rebouteurs c'est de mettre l'articulation malade sous un robinet d'eau froide et cela pendant quelque temps, parfois une demi-heure. A notre avis, des accidents graves peuvent être la conséquence de cette manœuvre, faite un peu brutalement. Le professeur Lannelongue en effet, rapporte dans son livre sur les ostéomyélites, le cas d'une petite fille dont on maintint le poignet entorsé sous un robinet d'eau froide pendant une demi-heure. Deux jours après elle fut emportée par une ostéomyélite foudroyante.

Quoi qu'il en soit, cette méthode réfrigérante a été successivement employée par Ravaton, J.-L. Petit, Boyer, Duverney, Poulain, Baudens, A. Cooper, A. Bonnet.

(1) Galewad, *Virginia Medical Montchly*, sept. 1893, Traitement moderne de l'entorse tibio-tarsienne.

Baudens, un peu éclectique, voulait que le blessé conservât son membre dans l'eau froide tant qu'il s'y trouvait bien, puis il appliquait un appareil inamovible gommé.

Du traitement de l'entorse par l'immobilisation. — « L'immobilisation devient indispensable toutes les fois que l'entorse s'accompagne de lésions étendues, alors même que le massage aurait fait disparaître en partie la douleur et le gonflement » (Follin et Duplay) (1). L'immobilisation sans appareils n'est suffisante que dans les cas légers. Dans les cas graves les partisans de cette méthode conseillent d'appliquer l'appareil plâtré ou silicaté ou bien une gouttière ou des attelles. Signalons les appareils gommés de Baudens, amidonnés de Laugier, dextrinés de Velpeau, ouatés de Burgraeve, etc.

Cette méthode est très ancienne puisque Hippocrate la signale dans son livre *des Articulations*. De nos jours Lagrange (2) l'a fortement préconisée ainsi que Marc Sée (3), qui recommande en outre l'emploi de la bande élastique. Il faut bien dire que cette méthode est à peu près aujourd'hui complètement abandonnée et détrônée par celle que nous allons étudier maintenant.

Du traitement de l'entorse par des mouvements articulaires. — Massage. — Si on consulte les auteurs anciens on remarque que les mouvements actifs étaient conseillés depuis fort longtemps. Hippocrate dit à propos de la luxation et des entorses : « On emploiera les bandages, les frictions, des extensions forcées, des manœuvres de redressement. » Fabrice

(1) Follin et Duplay, *Path. externe*, t. III, p. 159 (1880).
(2) Lagrange. *Dictionnaire encyclopédique*, 1887. Article Entorse.
(3) Marc Sée, *Rev. chirurg.*, 1884, p. 41.

d'Aquapendente propose les mouvements de va-et-vient, unis aux tractions. Oribase et Ribes employèrent cette méthode. Ravaton ne l'employait que dans les cas d'entorse récente. A. Bonnet dit qu'il faut imprimer à l'articulation malade tous les mouvements qu'elle peut exécuter à l'état normal ; si quelques-uns sont difficiles, il faut exercer les tractions et les mouvements nécessaires pour qu'ils se produisent.

Ces manœuvres, c'est-à-dire ces mouvements de l'articulation, ont leur utilité. Ils concourent, en effet, à hâter la dispersion et la résorption des liquides épanchés dans le tissu cellulaire périarticulaire.

Mais on ne doit pas songer à les employer dans tous les cas. Si l'entorse est légère, accompagnée seulement de gonflement et d'ecchymose, si elle est peu douloureuse, ils favorisent la guérison. Mais ces manœuvres sont contre-indiquées et peuvent devenir dangereuses dans les cas d'entorses graves, quand il y a, par exemple, fracture des extrémités osseuses voisines de la jointure, quand surtout l'inflammation est considérable et qu'on a affaire dans ces cas plutôt à une arthrite compliquée d'entorse.

Massage. — Hippocrate, puisqu'on ne peut pas remonter plus haut dans l'histoire de la médecine, fut le premier à recommander cette méthode. « Le massage, dit-il, resserrera une articulation trop lâche et relâchera une articulation trop rigide ; le rétablissement est complet, tantôt après un temps plus long, tantôt après un temps plus court. » Galien et Hérodite parlent du massage comme d'une méthode fort répandue ; Oribase parle du massage qui, préventif, donne aux membres plus de souplesse et leur évite les entorses, les luxations, les fractures.

Au XVIIe siècle, avec Guyon, Paullini, Ravaton et

Meibomius, le massage devient réellement thérapeutique, mais sans grand succès scientifique, car ce furent les rebouteurs, « les dames blanches », les souf-

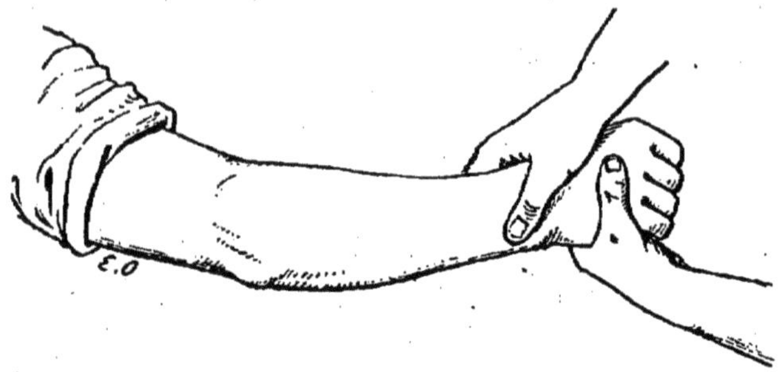

Fig. 1. — Massage : frictions (Hoffa).

fleurs d'entorse et les magnétiseurs qui l'employèrent. A. Paré l'avait prôné cependant.

Ce fut A. Bonnet (de Lyon) qui en démontra nettement l'utilité, puis Lebâtard, Girard, Quesnay, Baudens, Rizet, Estradère, etc.

En 1868 Mezger, d'Amsterdam, fit paraître un véri-

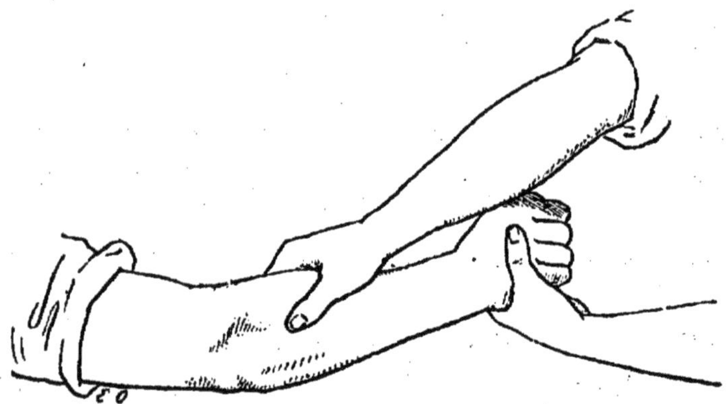

Fig. 2. — Massage, friction et pression avec le talon de la main (Hoffa).

table ouvrage sur ce mode de traitement de l'entorse. La méthode fut étudiée et vulgarisée en Suède par Berghmann et Helleday (1873) et Norstrom (1884), en Russie par Berglind (1875), en Allemagne et Autriche par Von Mossengeil (1) (1876), Billroth et Winiwater (2). Les statistiques de Starke, Gassner et Komer, faites d'après les rapports sur le massage exigés des médecins militaires, n'ont pas peu contribué à vulgariser cette méthode. En Amérique Gross (3) ; en France le professeur P anas (4), Marc Sée (5), Berne

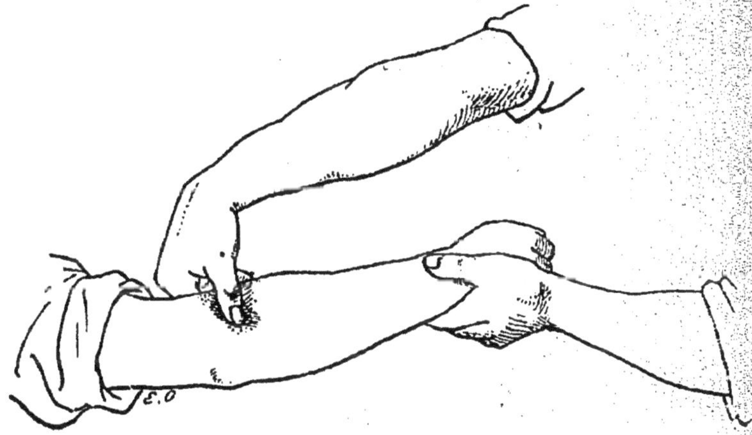

Fig. 3. — Massage. Pression digitale (Hoffa).

Lucas-Championnière (7), Lagrange (8), Blum (9), A. Castex (10), Berthrand (11) et J. Castex (12) ont

(1) Von Mossengeil, *Archiv f. Klinische Chir.*, 1876.
(2) Billroth et Winiwater, *Path. und Therap.*, p. 292, 1885.
(3) Gross, *Systeme of surgery*, vol. I, p. 1045, 1882.
(4) Panas, *Gaz. méd.*, 1872.
(5) M. Sée, *Rev. de chirurgie*, juin 1884.
(6) Berne, *Revue générale de clinique et de thérapeutique*, 1884.
(7) Lucas-Championnière, *Du massage dans les fractures périarticulaires ; Société de chirurgie*, 23 juin et 9 août 1886.
(8) Lagrange, *Dictionnaire encyclopédique*, article Entorse.
(9) Blum, *Chirurgie du pied*, 1888.
(10) A. Castex, *Arch. gén. de méd.*, mars 1891.
(11) Berthrand, Th. Paris, 1888.
(12) J. Castex, Th. Montpellier, 1891.

précisé les indications du massage, pour ne citer que les principaux auteurs qui se sont occupés un peu spécialement de cette question. L. Championnière vient de lui consacrer toute une longue et remarquable étude (1).

Combien cet historique justifie cette phrase de A. Nélaton : « Il ne faut pas rejeter systématiquement un moyen, quelque empirique qu'il soit, parce qu'il est employé par des gens étrangers à l'art de guérir ! »

Il faut définir le massage : toute action mécanique de

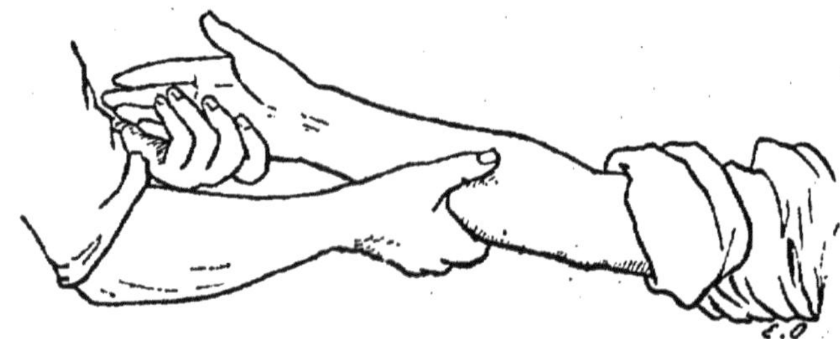

Fig. 4. — Massage. Pressions (Hoffa).

la main, désarmée, sur nos tissus, depuis la simple et légère friction jusqu'à la malaxation et le pétrissage.

Le massage, en effet, peut comprendre une ou plusieurs des manipulations suivantes : l'effleurage, la friction, le pétrissage, le tapotement et les mouvements passifs.

L'effleurage et les frictions exécutés successivement avec la pulpe des pouces, des quatre doigts et la paume de la main consistent en des passes légères d'abord, puis de plus en plus accentuées en augmentant la pression et la surface de contact, mais toujours

(1) L. Championnière, *Traité du massage*, 1895.

centripètes, suivant plus particulièrement les gaines tendineuses et la direction des ligaments.

Le pétrissage consiste en des pressions légères d'abord, puis de plus en plus énergiques, que l'on exerce avec la pulpe des pouces sur toute la zone tuméfiée.

Le tapotement comprend : 1° le claquement qui se fait avec la paume de la main ; 2° les hachures qui se font avec le bord cubital de la main ; 3° le pointillement avec l'extrémité d'un ou plusieurs doigts.

Quant aux mouvements communiqués, ce sont des mouvements de flexion et d'extension, d'adduction et d'abduction, de rotation, de circumduction, de pronation et de supination et enfin de torsion.

P. Broca (clinique journalière de Gilette) divisait le massage en primitif et consécutif, suivant son époque d'application et suivant l'âge de l'entorse. En présence d'une entorse récente, il pétrissait les tissus engorgés, puis il fléchissait et étendait alternativement et graduellement l'articulation malade : c'était là le massage primitif. Sous le nom de massage consécutif il comprenait toutes les manœuvres pratiquées sur des entorses anciennes peu ou point traitées au début, dont l'existence se manifeste encore par des douleurs articulaires persistantes et une gêne très prononcée dans les mouvements. P. Broca faisait alors des frictions douces d'abord et puis plus énergiques, qu'il prolongeait jusqu'à la disparition complète de la douleur.

Pour pratiquer ce massage, les palettes étaient fort en honneur autrefois chez les Romains et Romaines, pour modifier la forme du corps ; de même que les gants et les brosses elles nous paraissent inutiles.

Examinons quels sont les *effets du massage* sur les tissus et organes.

Mosengeil a fait des expériences pour expliquer mécaniquement l'action du massage; elles ont montré que, par des frictions faites dans le sens centripète, non seulement on avance le contenu des lymphatiques et des petites veines comprimées, mais on fait aussi remonter les liquides épanchés dans les espaces intercellulaires ; on les pompe dans des vaisseaux lymphatiques et on les reporte au delà de la région massée. Toutes les matières solides, les caillots, qui jouent dans les mailles du tissu conjonctif le rôle d'autant de corps étrangers sont écrasés, triturés, réduits à un

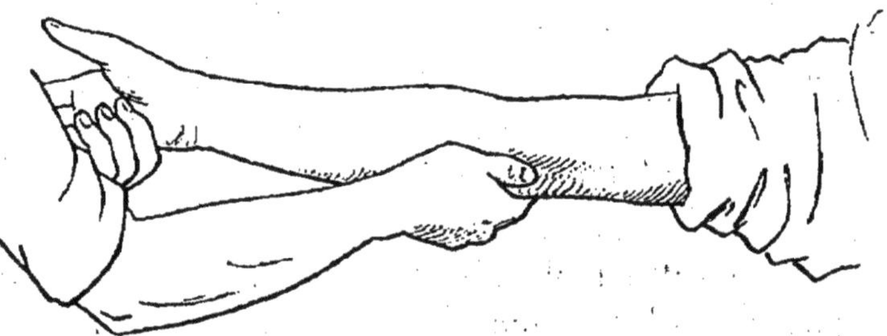

Fig. 5. — Massage : pincement (Hoffa).

état presque liquide et sont facilement résorbées. — Le massage, de plus, détermine des contractions fibrillaires qui activent la circulation dans les vaisseaux du muscle, comme le prouvent la rougeur intense de la peau et son hyperthermie que Mosengeil estime à 2°.

Pour Du Mesnil, l'action du massage augmente l'absorption interstitielle, non seulement par la suractivité imprimée à la circulation en retour, mais encore en divisant à l'infini les produits pathologiques ou normaux accumulés dans les interstices musculaires et les mailles du tissu cellulaire. La dissémination de ces produits multiplie les points de contact avec les parois des veines et des vaisseaux lymphatiques, d'où résultent l'imbibition des tissus et finalement la diffusion de ces substances dans la lymphe et leur retour dans la circulation générale.

Les frictions et les pressions exercées au niveau des parties tuméfiées agissent donc d'une façon mécanique et concourent à déplacer et à transporter les

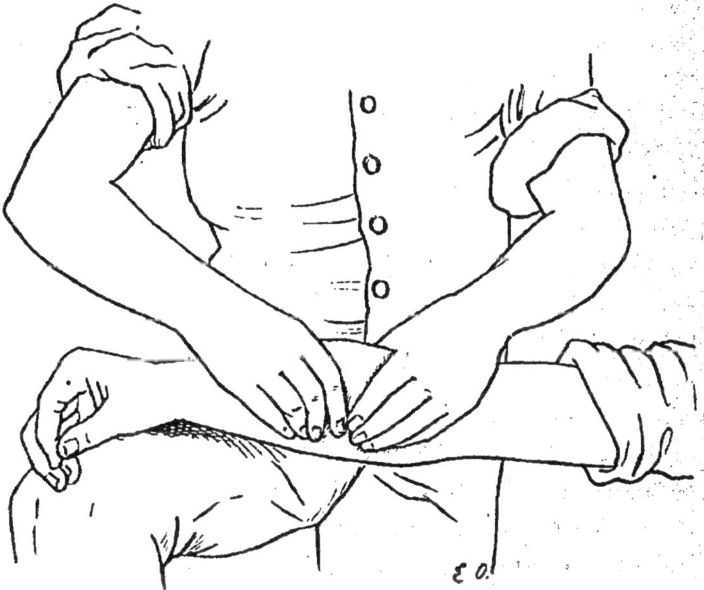

Fig. 6. — Massage. Pincement bimanluc (Hoffa).

liquides épanchés dans un point plus élevé ou sous-jacent et sur une surface beaucoup plus étendue, ce qui en facilite l'absorption. Le même effet est produit sur le sang épanché qui constitue l'ecchymose; les caillots qui jouent dans le tissu cellulaire le rôle d'autant de corps étrangers sont écrasés, déplacés et par conséquent absorbés plus rapidement.

Quelques auteurs enthousiastes admettent que le massage remet à leur place les synoviales herniées, les tendons luxés, les filets nerveux déviés ou comprimés : voilà des faits qui ne nous paraissent pas démontrés.

Ce qui est plus certain, c'est que la tuméfaction des parties molles péri-articulaires ne se produit pas si le massage peut être pratiqué à temps. De plus, celui-ci a un pouvoir analgésique étonnant. Après un effleurage de 10 à 15 minutes, en effet, il arrive bien souvent qu'on peut communiquer toutes sortes de mouvements à l'articulation sans réveiller pour ainsi dire la moindre douleur. Il calme aussi les contractions musculaires réflexes et les douleurs qui résultent des tiraillements des ligaments.

Indications du massage. — Bonnet préconisa avec raison le massage aux trois périodes qu'il décrivit dans l'évolution d'une entorse et que nous avons rappelées plus haut.

Contre-indications du massage. — Chez les petits enfants il ne nous semble pas prudent d'employer le massage au début de l'entorse ; l'immobilisation de la jointure semble à ce moment préférable. Mais son indication devient manifeste quand les premiers symptômes ont disparu et qu'il faut prévenir ou combattre les raideurs articulaires.

Chez l'adulte il est des cas dans lesquels la douleur au moindre attouchement est telle ou paraît telle à des malades nerveux que le massage peut être mitigé soit par l'anesthésie locale, soit même par la chloroformisation comme M. Borlée (1) l'a recommandé.

Dans les entorses très graves, on peut, comme Gilles et J. Castex le recommandent, faire précéder le mas-

(1) Borlée, *Bull. Académie royale de Méd. de Belgique*, 1889.

sage d'applications froides ou mieux peut-être d'applications chaudes selon le procédé de Dardo. Au bout de 48 heures, disent la plupart des masseurs, le massage sera commencé. Cependant il ne nous paraît pas prouvé en effet que, dans des cas d'entorse avec hémarthrose, un massage intempestif ne puisse pas chez certains malades déterminer la suppuration de l'hématome, malgré l'absence

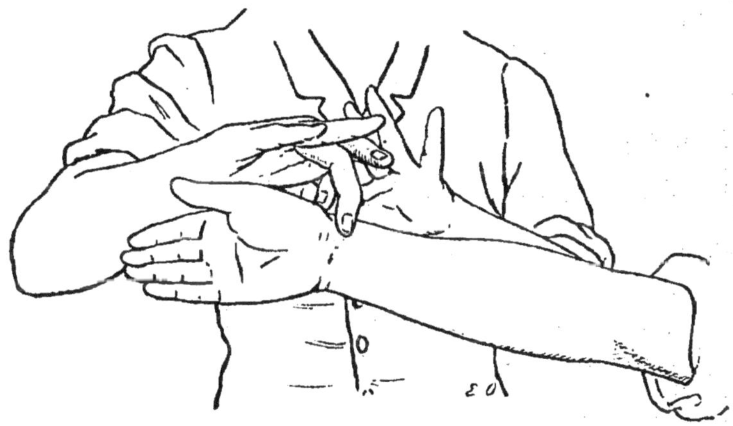

Fig. 7. — Massage. Pincement superficiel, effleurage (Hoffa).

apparente de porte d'entrée pour l'infection.

Dans les cas d'arthrite traumatique intense, le massage est contre-indiqué, de l'avis de tous.

En présence d'un arrachement osseux, d'une fracture péri-articulaire légère (et quelles seront les limites de cette légèreté ?) le massage est-il contre-indiqué ? Oui d'après Bonnet, Lebâtard, F. Rizet. Non d'après Bourguet (d'Aix), Dubreuil (de Montpellier), Nostrom, Lucas-Championnière, Berne, Masse, etc.

A notre avis, dans les cas de fêlure simple, de légers écrasements osseux le massage n'est pas contre-indiqué; en dehors de ces cas il faut s'en abstenir, car, il faut bien le dire, le massage ne doit pas être érigé en traitement exclusif de l'entorse.

Des différents procédés de massage. — Chaque masseur a certainement son procédé qui est meilleur que

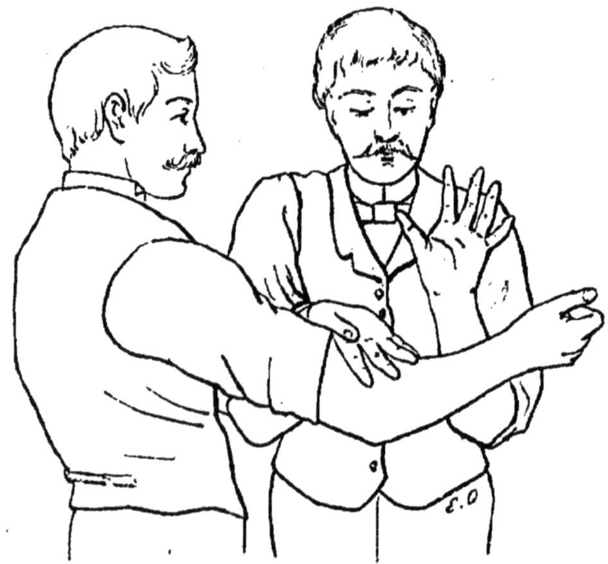

Fig. 8. — Massage. Tapotement (Hoffa).

celui de son concurrent, mais qui, en fait, en diffère peu.

Nous ne ferons donc que citer les procédés de Lebâtard (1): ici la traction est le mouvement prédominant, mais ce procédé est trop douloureux pour le malade et trop pénible pour l'opérateur; le procédé de Girard (2) (pressions progressives, puis mouvements) est trop lent et trop fatigant pour l'opérateur; M. Millet (3) imprime surtout des mouvements laté-

(1) Lebatard, *Gaz. des hôpitaux*, p. 85, 1856.
(2) Girard, *Bull. génér. de thérapeutique*, 1858.
(3) Millet, *Bull. géner. de thérapeutique*, t. 64, p. 80.

raux à l'articulation, puis il prescrit le repos absolu dans l'intervalle des séances du massage; MM. Magne (1) et Borlée (2) joignent au massage de fortes tractions sur le membre malade. Gilles (3) opère sans s'être préalablement enduit les doigts avec de l'huile ou de la graisse phéniquée. — Pour Béranger-Feraud (4), et J. Castex (5), il faut pratiquer successivement : 1° l'effleurement pour faire disparaître la douleur, 2° le pétrissage, pour dissocier les caillots sanguins, 3° des frictions pour amener la résorption du liquide obtenu par les premières manœuvres, 4° les mouvements physiologiques de l'articulation. — Avant l'effleurement, on peut employer les manœuvres par rotation et foulage, recommandées par Berne; elles consistent en des mouvement de rotation imprimés à distance de l'articulation lésée; elles rendent le temps suivant moins douloureux.

Quelle doit être la durée d'une séance de massage? Une heure pour Quesnoy, une à trois heures pour Servier, une demi-heure pour F. Rizet; nous approuvons Borlée qui ne prolonge pas la séance au delà de 20 à 30 minutes à moins que, l'entorse étant légère, il n'ait l'espoir de la guérir en une seule séance.

Avec beaucoup d'auteurs nous admettons que la séance doit être terminée quand toute douleur articulaire a disparu.

De plus, Quesnay et Rizet font trois séances par jour, Gilles deux, de dix minutes chacune, Blum et S. Gross conseillent une seule séance de dix à quinze

(1) Magne, *Gaz. des hôpitaux*, 1856, n° 50.
(2) Borlée, *Bull. de l'Académie de Belgique*, 1880.
(3) Gilles, *Marseille médical*, 1890.
(4) Béranger-Feraud, *Bulletin général de thérapeutique*, 1867.
(5) J. Castex, Thèse Montpellier, 1891.

minutes jusqu'à ce que la douleur et la tuméfaction péri-articulaire soit disparue.

Si l'entorse est légère, le malade doit marcher dans l'intervalle des séances soit sans pansement, soit avec une bande élastique (Marc Sée).

Résultats du massage. — Appliqué suivant les règles que nous avons déterminées, le massage a pour résultat de faire disparaître avec une rapidité étonnante la douleur et le gonflement péri-articulaire. — Souvent assurément le massage fait en deux jours ce que les réfrigérants n'auraient pu faire qu'en deux ou trois semaines. Mais je dois dire que j'ai vu M. Darde obtenir par son procédé des applications chaudes des résultats presque aussi rapides que ceux obtenus par le massage.

Quant à l'épanchement intra-articulaire, Mosengeil a démontré par des injections intra-articulaires d'encre de Chine que, dans une articulation massée convenablement il y a une absorption beaucoup plus rapide et une diffusion bien plus étendue que dans une articulation abandonnée à elle-même. — Billroth et Winivarter ont fait des expériences avec le même résultat.

La guérison d'une entorse de moyenne intensité s'obtiendrait pour Quesnoy en quatre jours, pour Servier en sept, pour Lebâtard, Rizet et A. Gastex en trois, pour Speckhalm en une seule séance. Cette variation dépend du moment où le massage est employé ; en effet, pour être utile, celui-ci est d'autant plus efficace qu'il suit de plus près l'accident. Elle dépend aussi de la gravité des lésions anatomiques.

Compression élastique à l'aide de la bande en caoutchouc. — (Forster (1), P. Bruns, Siebermann, Marc Sée.)

(1) FORSTER, *Lancet*, mai 1881.

Ce procédé a le double avantage d'exercer la compression et l'immobilisation. La pression qu'exerce la bande remplit à peu près le même but que le massage, en refoulant et en comprimant les liquides épanchés dans les tissus — De plus elle a sur ce dernier l'avantage de maintenir le membre dans l'immobilité, ce qui peut être utile dans certains cas (voir plus haut), et de supprimer les douleurs qui quelquefois se réveillent dans l'intervalle des séances. «La bande de caoutchouc provoque donc dans le plus court espace de temps possible la résorption des liquides épanchés, et d'autre part elle favorise la cicatrisation des parties luxées, en assurant l'immobilité absolue de la jointure. » [Marc Sée (1).]

La bande de caoutchouc longue de 1 à 2 mètres, large de 5 à 6 centimètres, doit s'appliquer à nu sur la peau, ou plus prudemment après avoir recouvert les parties d'une couche de ouate. On la roule autour du membre en commençant par son extrémité et les tours de bande doivent se recouvrir dans un tiers ou moitié de leur largeur, de façon à exercer partout une *pression uniforme*.

Cette application n'est pas douloureuse quand elle est méthodiquement faite, mais il peut arriver qu'au bout d'un certain temps les douleurs apparaissent; il faut alors enlever la bande et l'appliquer de nouveau.

Placée immédiatement après l'accident, elle peut prévenir le gonflement et la douleur; elle peut les faire disparaître l'un et l'autre quand ceux-ci sont apparus.

Quelques rebouteurs d'ailleurs obtiennent de bons

(1) Marc Sée, *Rev. chirurgie*, p. 406, 1884.

résultats par la compression pure et simple par la bottine élastique ou lacée maintenue pendant quelques heures après que l'entorse tibio-tarsienne ou médio-tarsienne s'est produite. Il faut bien savoir que ce conseil donné au malade de ne pas quitter sa chaussure aussitôt après l'accident est un procédé qui peut présenter des dangers.

Conclusions générales. — *Choix parmi les différentes méthodes de traitement de l'entorse.* — En présence de toutes ces méthodes si diverses, parfois opposées, puisque les unes recommandent les applications chaudes ou l'immobilité, les autres les applications froides ou le massage, il nous faut choisir et, à notre avis, ce choix dépend du degré de gravité de l'entorse.

L'anatomie pathologique nous montre que les facteurs de gravité d'une entorse dépendent de l'étendue des déchirures ligamenteuses et de la quantité de sang ou de lymphe extravasée soit dans la cavité articulaire, soit dans les parties molles péri-articulaires, de l'existence ou de l'absence d'une fêlure ou d'un écrasement osseux.

Or avec Gosselin (1) nous pensons d'une façon générale que, si c'est l'épanchement péri-articulaire qui prédomine dans l'entorse que l'on aura à traiter, c'est le massage qu'il faudra employer. Si au contraire il y a quelques lésions osseuses ou une réaction inflammatoire prédominante, c'est l'immobilisation qui sera d'abord employée et qui sera secondée d'un massage précoce dit alors consécutif.

Entre ces deux cas extrêmes se placent toute une série de cas intermédiaires que chaque chirurgien traitera suivant son tempérament chirurgical. La

(1) Gosselin, *Gaz. des hôpitaux*, p. 1130, 1880.

tendance actuelle est de réagir avec raison contre la trop longue immobilité que l'on imposait il y a encore peu de temps aux malades atteints d'ailleurs d'une affection articulaire quelconque.

Récemment dans une clinique faite à l'hôpital de la Pitié, M. P. Reclus (1) conseille la synthèse des trois méthodes qui à cette heure se disputent la thérapeutique de l'entorse : la balnéation prolongée, le massage, l'enveloppement avec la bande élastique.

La bande élastique est maintenue à demeure pendant quelques jours. Matin et soir on l'enlève : 1° pour nettoyer le membre et faire prendre pendant 10 minutes jusqu'à sudation un bain local à 45°, 48° et 50° et si possible 55°; 2° pour masser l'article suivant les principes ordinaires du massage et cela pendant 10 à 15 minutes. Je crois pour ma part que dans l'immense majorité des cas c'est aux applications chaudes et au massage qu'il convient de recourir.

Traitement des complications de l'entorse. — « L'entorse bat le rappel des diathèses, » dit avec beaucoup de raison le professeur Verneuil (2). C'est qu'en effet, il n'est pas rare de voir une entorse apparemment bénigne être suivie bientôt d'une arthrite rhumatismale ou tuberculeuse. Dans ce dernier cas le malade s'est auto-inoculé localement, comme dans la fameuse expérience de Max Schuller.

Ce sont là des complications qui nécessitent des traitements spéciaux que nous aurons à étudier plus loin.

Quant à l'entorse juxta-épiphysaire (3) des enfants et des adolescents qui, dans beaucoup de cas, serait le résultat de « la pronation douloureuse de l'avant

(1) Paul Reclus, *Union médicale*, 4 mai 1893.
(2) Verneuil, *Union médicale*, p. 994, 1886.
(3) Ollier, *Lyon médical*, p. 390, 1880.

bras » et qui parfois accompagne l'entorse, le traitement est le même que pour celle-ci.

A la suite de traumatismes articulaires il n'est pas rare d'observer une ou des contractures réflexes des muscles périarticulaires (Hystéro-traumatisme). Pour faire disparaître celles-ci Tourvielle (1) conseille tout d'abord l'administration du bromure de potassium pour diminuer le pouvoir excito-moteur de la moelle. On pourra associer à ce médicament des préparations d'opium, de belladone, qui combattront le douleurs, quelquefois si vives, ressenties pendant le cours de la contracture. Ce sont là des moyens utiles, il est vrai, mais tout à fait secondaires; l'agent thérapeutique par excellence, c'est l'électricité employée sous forme de courants continus, et cela pendant longtemps parfois. Des révulsifs le long du rachis peuvent en même temps être employés.

Dans d'autres cas, à la suite d'une entorse on note des atrophies et des paralysies musculaires, comme je l'ai signalé dans la thèse d'Anthelmy faite sous mon inspiration. Tantôt il n'y a pas eu d'altération des nerfs péri-articulaires, tantôt ceux-ci ont été contus. Le traitement consistera dans l'emploi des courants électriques continus pour la plupart des auteurs [Valtat (2), Antelmy (3)].

Nous ne ferons que signaler l'emploi du salicylate de soude, qu'Edouard Labbée (4) a recommandé dans le traitement de l'entorse.

Des entorses en particulier. — Au niveau des *arti-*

(1) Tourvielle, Th. Montpellier, 1889.
(2) Valtat, Th. Paris, 1879.
(3) Antelmy, Th. Paris, 1884.
(4) E. Labbée, *Société de Thérap.*, 11 juin 1892.

culations des doigts Lagrange, par ses recherches cliniques, a montré qu'après l'entorse comme après la contusion ou la luxation il se produit très fréquemment une arthrite sèche d'une longue durée, arthrite qui s'accompagne d'un gonflement considérable des extrémités osseuses. Ce gonflement osseux est double dans la contusion; dans l'entorse et la luxation il ne porte que sur l'une des extrémités osseuses.

Le gonflement unique tient aux désordres produits par la déchirure des ligaments au niveau de leurs insertions. Dans les traumatismes qui portent sur les quatre derniers doigts, il y a toujours arrachement d'une parcelle osseuse à la face antérieure de l'os situé au-dessous de l'articulation lésée.

En ce qui concerne l'articulation métacarpo-phalangienne du pouce, le gonflement dans l'entorse ou la luxation porte toujours sur la tête du métacarpien. Ce fait s'explique non par un arrachement osseux, mais par un décollement très étendu du périoste, particulièrement sur la face interne de l'extrémité articulaire.

L'immobilisation avec un appareil soit plâtré, soit en cuir, soit en gutta-percha, soit en zinc (Gaujot), est conseillée par M. Lagrange, qui pense même qu'il faut la prolonger longtemps, car l'ankylose ne serait pas à craindre ; ce qui est à redouter plutôt, c'est la terminaison par articulation flottante de polichinelle. C'est en effet ce que l'un de nous a observé à la suite d'une luxation du petit doigt (Mauclaire). Je préfère pour ma part recourir à l'usage d'un anneau de caoutchouc qui exerce une bonne compression et aide à la résorption des exsudats, tout en permettant quelques mouvements. Ce procédé m'a souvent donné de bons résultats.

Au niveau de l'*articulation radio-carpienne* l'entorse

est fréquente, surtout chez les jeunes gens. Quand l'entorse est récente et que l'inflammation n'existe pas encore et enfin si l'entorse est légère, accompagnée seulement de gonflement et d'ecchymose, Joliot conseille l'emploi des mouvements articulaires et du massage. Quand il y a des fragments d'os arrachés ou une grande inflammation de l'articulation, il faut employer l'immobilisation ; on placera le membre dans un appareil plâtré ou silicaté, ou bien on le soutiendra au moyen de gouttières ou d'attelles ; quand les phénomènes inflammatoires auront disparu on aura recours avantageusement au massage et aux mouvements de la jointure. Joliot conseille avec raison l'application de la bande en caoutchouc dans les cas d'entorse d'intensité moyenne. Pour les entorses graves il faut immobiliser quelques jours, puis faire du massage. Pour les entorses chroniques, c'est-à-dire anciennes, on emploiera la compression, le massage, les douches froides et les mouvements méthodiques de l'articulation.

Quant au traitement de l'entorse juxta-épiphysaire, qui est fréquente au poignet, M. Seond (*in* Thèse Joliot) a obtenu de bons résultats par l'application d'un appareil ouaté compressif composé de ouate et d'une bande de caoutchouc, appliquée immédiatement et embrassant la main et l'avant-bras jusqu'au coude. Cet appareil est enlevé le 15me jour et on pratique alors seulement plusieurs séances de massage. — Mais nous pensons qu'il faut commencer le massage beaucoup plus tôt.

Si l'atrophie musculaire vient compliquer l'entorse du poignet [Le Fort (1)], elle sera traitée par les courants continus (courants de nutrition).

(1) Le Fort, *Société de Chirurgie*, 1876.

Au niveau du *coude* l'entorse donne souvent lieu à l'arrachement du ligament latéral interne [Gilbert (1), Hœnigschmied (2), Poirier (3)]. Cet arrachement est occasionné par les mouvements d'abduction forcée de l'avant-bras sur le bras s'accompagnant de flexion externe de l'articulation avec torsion et produisant un angle ouvert en dehors. Le massage doit être assez modéré dans ces cas d'entorse grave.

A l'épaule la laxité normale de la capsule rend l'entorse très rare et le traitement ici ne comporte rien de particulier. Il faut se méfier des péri-arthrites et des atrophies musculaires péri-articulaires avec raideurs. Dans plusieurs cas que j'ai eu l'occasion d'observer, je me suis bien trouvé des mouvements méthodiques joints aux bains sulfureux et à l'électricité.

L'*entorse sacro iliaque* est possible dans certains traumatismes, elle est fréquente après l'accouchement et après la symphyséotomie. On sait, en effet, que l'écartement de la symphyse pubienne s'accompagne d'un bâillement en avant de l'articulation sacro-iliaque. Cette variété d'entorse sera traitée par l'immobilité, par un bandage de corps et par la gouttière de Bonnet [Lewis (4), Desvilliers) (5)].

Au niveau de l'*articulation de la hanche*, le repos est le traitement principal de l'entorse (6), car le massage ici doit donner, à notre avis, des résultats un peu théoriques.

Au niveau du *genou*, Devilliers signale l'entorse

(1) Gilbert, Th. Paris, 1881.
(2) Hœnigschmied, *Deutsche Zeitschrift f. Chirurgie*, 1881, n° 3.
(3) Poirier, *Progrès médical*, 1888.
(4) Lewis, *New-York Med. J.*, 26 décembre 1885.
(5) Desvilliers, Th. Paris, 1889.
(6) Chapuis, Th., 1878.

des ligaments rotuliens, qu'il conseille de traiter par la compression du genou avec un appareil ouaté, et plus tard, par le massage et l'électrisation.

Mais c'est là une variété rare d'entorse du genou; le plus souvent, il y a une rupture du ligament latéral interne du genou. Dans ce cas, ce sont les symptômes d'épanchements péri-articulaires qui prédominent. Lemoine (1) conseille surtout la compression ouatée, et plus tard le port d'une genouillère élastique. D'après Jersey (2) cette prétendue rupture du ligament latéral interne est souvent une fracture du condyle interne du fémur, et doit être traitée par l'immobilité. Chez un de mes internes, cette rupture, produite dans une chute de bicyclette, était très nette : le membre s'était placé à angle droit, il n'existait pas de fracture. J'obtins un excellent résultat par l'immobilité et la compression : le traitement dura six semaines.

La rupture du ligament latéral externe et de la partie externe de la capsule est plus rare, et a été traitée par Heath (3) au moyen de l'immobilité et de la compression.

S'il y a rupture des ligaments croisés, ce sont les symptômes intra-articulaires, c'est-à-dire l'hémarthose qui doit être traitée suivant des règles que nous étudierons plus loin, dans un chapitre spécial; disons seulement que, dans la plupart des cas, il faudra faire la ponction articulaire, et aussitôt immobiliser et comprimer le genou [Segond) (4)]. De même, les suites éloignées et relativement fréquentes de l'entorse du genou, telles que : diastasis, luxation des car-

(1) Lemoine, Th. Paris, 1880.
(2) Jersey, *New-York med. Journal*, p. 633, 1881.
(3) Heath, *Med. Times and Gazette*, vol. 1, p. 422, 1879.
(4) Segond, *Progrès méd.*, p. 421, 1879.

tilages semi-lunaires, hydarthrose chronique, etc., comportent des traitements que nous étudierons par la suite.

Dans un cas d'*entorse péronéo-tibiale supérieure*, M. Bouilly (1) s'est contenté de prescrire un repos de quelques jours, l'application de compresses résolutives et un bandage roulé sur la partie supérieure de la jambe.

Le *diastasis de l'articulation péronéo-tibiale inférieure*, affection qui est un état intermédiaire entre la luxation et l'entorse, et dans laquelle il y a rupture des ligaments antérieurs et postérieurs de l'articulation péronéo-tibiale inférieure, sera, d'après Durand (2), traitée par l'immobilité pendant quelque temps, pour maintenir le péroné strictement appliqué contre le tibia, et éviter ainsi ultérieurement une mobilité trop grande de l'articulation péronéo-tibiale inférieure.

Pour l'*articulation tibio-tarsienne*, M. Reclus, ainsi qu'il a déjà été dit, conseille une synthèse des trois méthodes qui, à cette heure, se disputent la thérapeutique de l'entorse ; ce sont : 1° la balnéation chaude, à 45° et élevée progressivement à 50°, pendant un quart d'heure et deux fois par jour; 2° le massage chaque jour pendant un quart d'heure, et 3° l'enveloppement permanent avec la bande élastique, que l'on enlève deux fois par jour pendant un moment pour nettoyer le membre.

Nous ne pouvons pas répéter ici pour le cou-de-pied tout ce que nous avons déjà dit du massage, des applications locales, etc., que nous avons décrites déjà à propos des entorses en général. C'est ici que

(1) Bouilly, *Société médico-chirurgicale*, p. 43, 1885.
(2) Durand, Thèse Paris, 1878.

le massage a été recommandé avec beaucoup d'enthousiasme [Speckhalm (1), Berne], au point que beaucoup d'auteurs ont recommandé le massage, même dans le cas de fracture du péroné [Lucas-Championnière (2)].

Philip (3) a signalé, à la suite des entorses tibio-tarsiennes, des paralysies des muscles antéro-externes de la jambe, et il conseille de les traiter surtout par des courants continus faibles. Souvent cette atrophie tient à une distension nerveuse et à une névrite consécutive comme je l'ai signalé au poignet.

L'entorse médio-tarsienne [Terrillon (4) Delorme (5)] et l'entorse tarso-métatarsienne seront également traitées par le massage (Devilliers).

(1) Speckhalm, Thèse Paris, 1881.
(2) Lucas-Championnière, *Société de chirurgie*, 30 juin 1886.
(3) Philip, Thèse Montpellier, 1882.
(4) Terrillon, *Archives générales de Médecine*, 1876.
(5) Delorme, Article Pied, *Dictionnaire de médecine et de chirurgie pratiques*.

TRAITEMENT

des hydro-hémarthroses et des hémarthroses.

Les hémarthroses sont traumatiques, hémophiliques, nerveuses ou infectieuses (1); c'est la première variété dont nous allons tout d'abord étudier le traitement. A la suite d'une contusion ou d'une entorse il se produit un épanchement articulaire qui est tantôt une hydro-hémarthrose, tantôt une véritable hémarthrose. Cet épanchement présente ceci de particulier, c'est qu'il est très long à se résorber. Cependant, avant l'ère antiseptique de la chirurgie, on avait recours à l'immobilisation, la révulsion et la compression.

La *compression ouatée*, *localisée et forcée*, faite suivant la méthode de M. Delorme (voir page 41), donne ici, comme pour l'hydarthrose, de bons résultats. Ce procédé de traitement nous paraît indiqué pour le cas où l'épanchement sanguin est peu abondant, quelle que soit sa cause. Ce procédé sera également utile dans certains cas que nous avons observés chez des sujets variqueux chez lesquels l'épanchement sanguin était à la fois intra-articulaire et péri-articulaire, par suite de rupture des veines sous-cutanées variqueuses. Chez les enfants en bas âge, les hémarthroses se résorbant très vite, la compression pure et simple sera souvent suffisante. Le traitement par l'*immobilisation* et la

(1) Mauclaire, Des différentes variétés d'hémarthroses (*Tribune médicale*, 1894).

révulsion est le même que pour l'hydarthose (voir plus loin).

Évacuation par la ponction avec le trocart ou par l'aspiration. — En 1863, Jarjavay (1) fut le premier qui pratiqua la ponction des hémarthroses (ponction à la lancette). Après lui Voillemier opérait par la même méthode les épanchements du genou dans les fractures de rotule (1868).

Le professeur Dieulafoy publia, en 1871, plusieurs cas d'hémarthoses traitées avec succès par la ponction aspiratrice. Cette ponction fut ensuite pratiquée par Désormeaux, P. Broca, Guyon, Dubreuil, Borowitschy (Saint-Pétersbourg), Rinne, Léon Labbé, etc.

Les indications de la ponction sont surtout tirées de l'abondance de l'épanchement sanguin. En effet, si dans la cavité articulaire du genou, il ne se répand que quelques grammes de sang, la séreuse l'absorbera assez rapidement, et il est inutile de faire courir au malade les risques d'une ponction. Mais, si le genou est très gonflé, si les culs-de-sac synoviaux sont très distendus, si la jambe, par suite de l'épanchement, se fléchit à 145° sur la cuisse, si les douleurs sont intenses, si l'accident est récent, si l'articulation était déjà malade et atteinte d'hydarthrose chronique ou d'arthrite sèche, s'il existe une fracture concomitante de l'épiphyse ou des os articulaires tels que la rotule, il ne faut pas hésiter à évacuer l'épanchement sanguin. La ponction peut alors être utilisée.

Sous l'influence de cette ponction, le genou reprendra sa forme et sa position normale, la douleur due à la distension de l'article disparaîtra; on n'aura pas à craindre la formation de corps étrangers chez les sujets atteints d'arthrite sèche, et la pseudarthrose

(1) Jarjavay, *Gazette des hôpitaux*, p. 593, 1863.

aura moins de chance de se produire dans les cas où il existe une fracture d'une des deux épiphyses de l'articulation ou d'un os intra-articulaire, comme la rotule.

Une question importante, c'est celle de savoir à quel moment se coagule le sang épanché dans une séreuse articulaire. Au quatrième jour, dans un cas de L. Labbé, le sang était déjà coagulé. Dans un cas de Terrillon, le vingtième jour après l'accident, le sang était encore à l'état liquide. Le fait est à retenir quand nous viendrons à parler de l'arthrotomie pour traiter cette lésion.

Nous ne décrirons pas ici le manuel opératoire de la ponction, qui ne présente rien de particulier d'ailleurs.

Faudra-t-il laver l'article ou se contenter de l'évacuation pure et simple? Cela dépendra de la facilité avec laquelle le contenu articulaire sera évacué. Si cette évacuation est facile, le lavage est absolument contre-indiqué, puisqu'on est sûr d'avoir évacué tout l'épanchement. Si, au contraire, on voit sortir quelques caillots, si le jet s'interrompt souvent, si, quand rien ne sort plus par la canule, le genou reste gros au niveau des culs-de-sac synoviaux, c'est que le sang était déjà coagulé en partie. Dans ces conditions un lavage antiseptique ou mieux aseptique sera nécessaire. Il permettra l'évacuation d'une certaine partie des caillots restants, mais pas de tous assurément.

Si une certaine quantité de sang coagulé reste dans l'article, la question de l'arthrotomie se pose, comme nous verrons plus loin.

Quoi qu'il en soit, après la ponction on placera le membre dans un pansement ouaté comprimé très soigneusement fait. Quelques auteurs recommandent même d'appliquer pour le genou une attelle plâtrée postérieure, qui aura pour effet de maintenir le membre dans la rectitude. L'article sera toujours très comprimé; au bout de huit jours l'appareil sera enlevé pour s'assurer de l'état de l'articulation. Si l'épanchement est encore abondant, on procédera à une nouvelle ponction. Si le genou a repris sa forme normale, on fera commencer les mouvements passifs et actifs de la jointure. Il ne faudra pas laisser le malade marcher trop tôt, ni trop longtemps, car l'épanchement sanguin pourrait reparaître. Chez des malades pusillanimes, il faut faire marcher les sujets devant soi et leur assurer qu'ils n'ont rien à craindre de leurs nouveaux premiers pas; sans quoi ils prennent des habitudes d'invalides et l'articulation malade gardera toujours une certaine raideur, quand ce ne sera pas de l'ankylose. Le massage, les douches, l'électrisation des muscles atrophiés, le port d'une genouillère lacée pour le genou, compléteront le traitement.

Au genou, dans les cas de contusion simple avec hémarthrose, sans lésion de l'appareil ligamenteux ni des surfaces articulaires, la guérison complète s'obtient en général en 15 à 20 jours. S'il y a en même temps une entorse, la durée du traitement est plus longue. Après la disparition de l'épanchement les ligaments tiraillés, voire même arrachés, sont assez longs à se réparer. Dans les cas de fractures épiphysaires intra-articulaires, ces lésions dominent la scène et tiennent la guérison sous leur dépendance.

L'avantage incontestable de la ponction, c'est la rapidité et la perfection de la guérison à la condition qu'il n'existe pas de caillots; après le traitement par la compression, la guérison est très longue et il persiste bien souvent des raideurs articulaires. La persistance des caillots, voilà l'ennemi, pourrait-on dire. Nous ne pouvons pas rappeler ici les expériences de Laborde, Vulpian, Poncet, Amodru, Henriet, Schwartz, Penzolt, Ch. Nélaton et L. Brasse (1), Riedel, Volkmann, sur la résorption du sang dans les séreuses en général. Trélat et Nicaise, à la Société de Chirurgie, ont insisté sur la longue persistance de ces caillots, sur les altérations qu'ils déterminent sur la synoviale articulaire, sur leur transformation possible en corps étrangers, comme l'admettaient Hunter, Ph. Boyer, Fabre, Legouest, A. Nélaton, Fischer, Müller. Il faut bien dire cependant que le plus souvent ces corps étrangers tiennent à une autre cause.

Boudesen (2) a établi une statistique pour montrer la supériorité de la ponction ordinairement suivie d'un lavage soit à l'eau phéniquée à 2 0/0, soit au sublimé au 1/2000. 62 malades avaient été traités avant l'antisepsie par la compression, la glace, etc. Depuis 57 ont été ponctionnés. La moyenne des journées de traitement fut de 38 jours pour les 62 de la première catégorie, de 22 jours pour les 57 de la seconde. Des 57 ponctionnés 49, soit 86 0/0, sont sortis complètement guéris. Des 67 non ponctionnés 39, soit 62 0/0 seulement, ont été complètement guéris. La guérison radicale est donc plus fréquemment obtenue par la ponction et bien plus rapidement. Mais il faut quelquefois renouveler la ponction. Plus récemment M. Pierre Delbet (3), dans une excellente clinique, a publié sa statistique personnelle absolument d'accord avec les résultats de Boudesen, mais il tient les lavages sinon pour nuisibles du moins pour parfaitement inutiles.

(1) Ch. Nélaton et Brasse, *Bulletin méd.*, 1888, page 1520.
(2) *Centralblatt f. Chirurgie*, 1887, n° 3.
(3) *Bulletin méd.*, 1894, page 125. — Decuyper, Thèse Paris, 1894, n° 522, et Roland, Thèse Paris, 1894, n° 400.

C'est encore par la ponction qu'il faudra traiter l'*hémarthrose des hémophiles*, affection très rare décrite par Kœnig à la réunion des médecins allemands de 1891. On sait que, d'après la description de Kœnig, cette variété d'hémarthrose se produit brusquement en l'absence de tout traumatisme; l'articulation n'est pas douloureuse, il se produit des ecchymoses péri-articulaires. Le sang restant dans la jointure donne alors à celle-ci l'aspect d'une articulation atteinte de tumeur blanche et Kœnig s'y méprit : car dans les deux cas qu'il rapporte il intervint par une arthrotomie, mais les deux malades succombèrent à des hémorrhagies incoercibles. Aussi le professeur de Göttingue dit que, en présence d'une arthropathie hémophilique, il faudra s'abstenir de toute intervention opératoire, exception faite de la simple ponction, qui est parfois indiquée. L'articulation sera immobilisée et comprimée. Si la résorption de l'épanchement survient, il faudra laver l'article avec des solutions phéniquées, traitement qui, chez deux des malades de Kœnig, amena la guérison chez l'un et chez l'autre une très grande amélioration. Si l'ankylose ou des raideurs et des déviations articulaires se produisent, il faudra, dit Kœnig, avoir recours à des appareils.

Quant aux *hémarthroses nerveuses*, dans les cas rapportés, l'épanchement n'est pas très abondant et la compression donnera ici de bons résultats.

Mais il n'en n'est pas de même pour les *hémarthroses infectieuses* de la tuberculose, du scorbut et du purpura; celles-ci seront traitées par la ponction et le lavage articulaire comme toute lésion infectieuse qui ici peut en outre aboutir à la suppuration.

Évacuation du sang liquide et des caillots par l'arthrotomie. — En 1886 M. Jalaguier n'avait pu réunir que cinq observations (dont pas une en France) dans lesquelles l'arthrotomie avait été employée dans ces conditions. Ce sont les cas de Hagedorn (1876), Lister (1876-1878), Saxtorph, Zielewiez (1). Ce dernier chirurgien perdit son malade, qui était hémophile. Les autres malades ont bien guéri. M. Nicaise (2) dans une clinique dit qu'à l'occasion, si les caillots étaient très abondants, il pratiquerait l'arthrotomie pour bien nettoyer l'articulation. M. Jalaguier en 1886 pense « qu'il « faut réserver l'arthrotomie pour les seuls faits dans « lesquels il serait démontré, après de patientes et « méthodiques manœuvres thérapeutiques, que le « sang coagulé ne se résorbera pas ».

Ces conclusions, bien légitimes en 1886, ne sauraient être acceptées aujourd'hui. Il faut se rappeler la difficulté et surtout la longueur de la résorption spontanée du sang épanché. Il faut donc intervenir. Il y a quelques années encore, la ponction donnait d'excellents résultats et était fort employée (voir plus haut). Or, si l'on veut bien admettre et l'innocuité de l'incision et la fréquence de caillots dans le sang épanché, on conviendra que dans l'immense majorité des cas il faut remplacer la ponction par l'incision qui facilite l'issue des caillots et le lavage de la jointure employé comme agent mécanique d'évacuation. C'est le résultat auquel m'a conduit une expérience de plusieurs années à Lariboisière. La pratique de la suture de la rotule ne plaide-t-elle pas d'ailleurs dans le même sens ?

(1) Zielewiez, *Centralblatt f. Chirurgie*, 1880, p. 243.
(2) Nicaise, *Gazette des hôpitaux*, 1881, page 636.

Récemment, MM. Gervais de Rouville et Donnet (*Archiv. de méd.*, avril 1894) ont rapporté huit cas d'hémarthroses traités par l'arthrotomie (Tuffier) avec bons résultats.

TRAITEMENT DES HYDARTHROSES

Rappelons tout d'abord que l'hydarthrose est un symptôme indiquant le plus souvent une irritation mécanique ou infectieuse d'une synoviale articulaire.

Les *hydarthroses mécaniques* non infectieuses sont dues au traumatisme, fracture et contusion péri-articulaire ou articulaire, corps étrangers, arthrite sèche, la synovite plastique, la phlegmasia alba dolens.

Les *hydarthroses infectieuses* s'observent dans le rhumatisme, dans les pseudo-rhumatismes primitifs ou secondaires à la blennorrhagie, scarlatine, variole, rougeole, purpura, scorbut, oreillons, diphtérie, dysenterie, etc.

Les hydarthroses infectieuses symptomatiques de lésions épiphysaires s'observent encore dans la tuberculose, la syphilis secondaire et tertiaire, l'ostéomyélite et le cancer épiphysaire.

Enfin il existe une *hydarthrose nerveuse* que l'on observe au cours de lésions des nerfs, de la moelle, du cerveau.

Quant à l'*hydarthrose intermittente*, pour M. Panas c'est une lésion arthritique, pour M. Le Dentu c'est une lésion rhumatismale, pour Pierson et Koster (1) c'est une affection vaso-motrice ; pour Rosenbach et Brinken (2) c'est une hydarthrose infectieuse que celui-ci a facilement guérie par des injections péri-

(1) KOSTER, *Deutsche Zeitschrift fur Nerven Krankeiten*, 1892, fascicules 5 et 6.

(2) VAN BRINKEN, *Berliner Kliniche Wookenschrift*, 12 août 1889.

articulaires d'ergotine. Pour ne plus avoir à revenir sur cette variété d'hydarthrose disons qu'Esmark et Müller l'ont traitée par des lavages phéniqués intra-articulaires, Grandidier par le sulfate de quinine, Kopper, Pierson, Fridenberg par l'électricité, Kolb par un traitement psychique.

Nous allons avoir en vue ici l'hydarthrose traumatique simple et l'hydarthrose d'une synovite articulaire plastique; le traitement des autres variétés étiologiques sera étudié plus loin.

Les différentes méthodes de traitement des hydarthroses peuvent être classées ainsi : 1° révulsion; 2° immobilisation combinée avec la compression; 3° ponction combinée avec l'injection de substances modificatrices ou aseptiques; 4° arthrotomie. C'est dans cet ordre que nous allons les étudier.

1° Révulsion. — Les révulsifs qui ont été employés tout d'abord étaient des emplâtres très compliqués; aussi nous rappellerons simplement qu'Ambroise Paré en avait inventé plusieurs, mais nous n'entrerons pas dans le détail de leur composition complexe. La teinture d'iode, appliquée sur la peau de la région tous les deux ou trois jours, est un révulsif employé depuis bien longtemps.

Puis ce furent les vésicatoires répétés qui, pendant très longtemps, ont joui d'une très grande faveur. Mais ils doivent être aujourd'hui presque complètement abandonnés.

Il n'en est peut-être pas de même du traitement révulsif par les pointes de feu superficielles fréquemment répétées. Cette méthode peut donner de bons résultats. Mais il faut éviter à tout prix d'entamer le derme et de produire des eschares; il faut, de plus, les panser antiseptiquement.

2° Immobilisation simple ou combinée avec la compression. — L'immobilisation est toujours indiquée concurremment avec les autres méthodes de traitement de l'hydarthrose. Nous sommes donc ici en présence d'une grande méthode de traitement, employée dans toutes les maladies articulaires, que nous avons déjà envisagée dans notre étude sur le traitement de l'entorse et que nous retrouverons souvent au cours de ce travail. Cette méthode de traitement n'est d'ailleurs jamais employée seule. C'est surtout avec la compression qu'elle est combinée.

Cette compression peut être faite avec bien des substances; pendant longtemps on a employé des plaques d'amadou qui, pour les moyennes et les petites articulations, peuvent être fragmentées et appliquées au point voulu. Lisfranc fit beaucoup ressortir les avantages de ce procédé, imitant en cela le procédé que Récamier avait imaginé pour la compression du sein. Bonnet, dans le chapitre de son traité qu'il consacre à la thérapeutique générale des maladies articulaires, conseille également l'application de rondelles d'agaric superposées en forme de cône, dont la base repose sur la partie qu'on veut spécialement comprimer et qu'on fixe par des tours de bandes.

La ouate est une excellente substance à employer pour faire cette compression. M. Delorme (1), qui a fortement préconisé son emploi, s'en sert de la façon suivante, pour faire « la compression ouatée, localisée et forcée » :

« Pour une hydarthrose du genou, tout le membre jusqu'au-dessus de l'articulation est entouré par une feuille de ouate. Le membre étant maintenu soulevé,

(1) Delorme, *Société de Chirurgie*, 1881.

la ouate est fixée par un bandage roulé de Baudens jusqu'au-dessous des condyles du tibia. Alors un rouleau de ouate régulier assez fortement tassé, des dimensions diamétrales du poing fermé, et auquel on donne la forme d'un fer à cheval dont l'ouverture est dirigée en bas, est placé pour recouvrir le cul-de-sac sous-tricipital et les prolongements synoviaux latéraux. Ce tampon est fixé en haut par des tours circulaires de la bande arrêtée au niveau des condyles du tibia, puis par des tours obliques qui, des angles supérieurs de la rotule, se dirigent en diagonale vers les condyles tibiaux, en passant en anse sur la partie convexe du fer à cheval ouaté. Ces tours obliques embrassent exactement toute l'épaisseur de la partie supérieure du tampon, le refoulent vigoureusement et le fixent contre la partie supérieure du cul-de-sac synovial. La compression est suffisante quand il est difficile, malgré une pression quelque peu vigoureuse, de déprimer avec le pouce et les autres doigts la carapace ainsi formée.

« Ainsi faite, la compression est très régulière, il n'y a pas à craindre de stase veineuse, puisque les vaisseaux ne sont pas comprimés. Le membre est ensuite placé dans une gouttière et légèrement surélevé.

« La nuit suivante le malade éprouve parfois des secousses, des crampes, que l'on évite par une pilule d'opium. Le lendemain de nouvelles bandes obliques et circulaires sont appliquées pour donner à l'appareil sa rigidité antérieure. Cette application est répétée tous les deux jours et l'appareil n'est enlevé que le neuvième jour pour une hydarthrose aiguë, le quinzième jour pour une hydarthrose chronique. »

Il y a quelques années, un chirurgien anglais

préconisa la compression localisée à l'aide d'éponges mouillées; les éponges placées sèches sur le cul-de-sac sous-tricipital et maintenues par des tours de bandes, sont imbibées d'eau; elles se dilatent alors en exerçant une compression énergique.

La compression par une bande de caoutchouc élastique peut encore être employée (Marc Sée); quant à la compression hydraulo-élastique de Keetey et la compression hydraulique de Desplats, elles ont donné de bons résultats, d'après leurs inventeurs, mais elles ne sont pas assez pratiques pour être décrites ici.

A côté de la compression nous signalerons simplement le procédé de traitement de l'hydarthrose par le massage déterminant l'éclatement du cul-de-sac supérieur de la synoviale, procédé qui, d'après M. Berne, est applicable à certaines hydarthroses à parois minces (1).

3° **De la ponction simple ou suivie d'injections modificatrices.** — Ce furent Ambroise Paré (1558) et Gay (du Cap) qui, les premiers, firent la ponction d'une articulation pour traiter une hydarthrose. Gay injecta dans l'articulation de l'eau de Goulard avec 1/12 de tassia camphré.

En 1819, Bretonneau, au dire de son élève Velpeau, ponctionna et guérit une hydarthrose du genou. Velpeau et les auteurs suivants s'efforçaient de faire des ponctions sous-cutanées ou obliques, etc., pour éviter l'entrée de l'air, que l'on considérait comme néfaste.

Boyer, d'abord moins enthousiaste que ses prédécesseurs, s'exprime ainsi dans son *Traité des affections chirurgicales* : « L'injection d'un liquide irritant « dans une articulation expose à des accidents si

(1) *Union médicale*, 6 août 1889.

« graves, que la vie des malades peut être compro-
« mise sérieusement et qu'elle conduit souvent à la
« nécessité de l'amputation. »

En 1830, Jobert de Lamballe injecta trois fois, dans des genoux hydarthrosés, de l'eau d'orge alcoolisée. Boyer revint alors sur sa première impression et fit une injection iodée.

Albert (1) (de Givet), en 1846, signale un cas d'hydarthrose guéri par une injection iodée. Cette méthode fut alors également recommandée par J. Roux et Velpeau et surtout par Boinet (de Lyon) qui, dans son *Traité d'iodothérapie*, rapporta 25 cas traités ainsi et guéris (1855).

En 1872, le professeur Dieulafoy (2) proposa l'aspiration comme méthode d'évacuation de l'épanchement articulaire.

A partir de cette époque, les théories microbiennes régnantes amenèrent rapidement les chirurgiens à faire des injections antiseptiques au lieu de simples injections iodées. Hueter (1874) conseilla l'emploi de solutions phéniquées à 2 0/0. Franzolini, en 1875, publia deux cas où l'injection phéniquée à 3 0/0 et 5 0/0 pour une « synovitis hyperplastica granulosa » donna de bons résultats. L'injection phéniquée fut employée par Rinne, Rosander, Riedinger, Saxtorph, d'Ambrosio, Weir, J. Bœkel, Schede, Hager, Le Dentu, Nicaise, L. Labbé, Delens, Terrillon, P. Reclus, Richelot, etc. Plus récemment Tachard recommanda la liqueur de Van Swieten comme solution antiseptique pour le lavage de l'articulation. Rendu et Mouret ont aussi recommandé le lavage articulaire

(1) ALBERT, *Académie de Méd.*, 1846, 3 août.
(2) DIEULAFOY, *Gazette hebd.* 1882, p. 655.

avec la solution de sublimé à 1/1000. M. Bouilly, à la Société de Chirurgie, fit remarquer que le lavage antiseptique n'est indiqué que dans les cas d'hydarthroses dites simples et chroniques : car dans les cas d'hydarthroses compliquées, c'est-à-dire dans celles dues par exemple à la présence d'un corps étranger, cette intervention serait vite suivie de récidive.

Les irrigations antiseptiques déterminent certains phénomènes de réaction, c'est-à-dire une irritation inflammatoire aseptique qui modifie avantageusement la synoviale articulaire, et l'épanchement ne se reproduit plus en général.

Manuel opératoire de la ponction. — Une nécessité absolue pour le succès de l'opération, c'est une antisepsie rigoureuse et de la région à ponctionner et des instruments servant à faire la ponction.

Pour ceux-ci, on emploiera soit l'aiguille de l'aspirateur Dieulafoy, soit un trocart de faible dimension. On aura soin que l'extrémité antérieure de la gaine s'adapte bien sur le trocart; sans quoi, en ponctionnant, il y a un temps d'arrêt, dû à l'accrochement cutané de l'extrémité antérieure de la gaine, et cet arrêt est très douloureux pour le malade.

Le lieu d'élection pour faire la ponction varie pour chaque articulation.

Pour la hanche, il faut ponctionner immédiatement en avant ou immédiatement en arrière du grand trochanter.

Au genou, si l'épanchement est abondant on fera la ponction en dehors, entre le bord externe de la rotule et le condyle externe; le liquide fait souvent sur ce point une forte saillie. Si l'épanchement est peu abondant, on ponctionnera immédiatement au-dessous de la rotule.

Au cou-de-pied, on choisira un point entre le bord antérieur de la malléole externe et les tendons antérieurs.

Au poignet, Hager conseille la face dorsale de l'interligne articulaire, immédiatement en dehors des tendons extenseurs des doigts. Au coude, on ponctionne en dehors de l'olécrâne. Enfin, à l'épaule, il faudra pousser le trocart immédiatement au-dessous de l'acromion.

Quand le point où la ponction devra être faite aura été choisi, on pourra faire chez les malades pusillanimes une injection sous-cutanée de cocaïne à 1/100; après, l'instrument, aiguille ou trocart, sera vigoureusement enfoncé d'un seul trait, à la profondeur nécessaire pour ne pas aller buter et pénétrer dans les os; l'articulation sera vidée, et avec une main on comprimera un peu l'article pour évacuer le plus possible de liquide. Si le jet s'interrompt brusquement, c'est qu'un flocon fibrineux a bouché l'ouverture du trocart; le mandrin flambé ou une injection antiseptique repousseront ce caillot fibrineux.

Si on fait un lavage antiseptique, on introduira le liquide doucement et on le fera ressortir de même. Ce lavage pourra être fait ainsi deux ou trois fois, si on veut nettoyer ou irriter d'une façon assez intense la synoviale articulaire. Puis, en retirant vivement le trocart ou l'aiguille, on pincera la peau avec l'index et le pouce de la main gauche, qui l'attirent en avant afin d'éviter l'entrée de l'air et de ses poussières. La petite plaie sera nettoyée par un antiseptique, séchée et recouverte de collodion salolé ou iodoformé.

Le membre ainsi ponctionné devra être immobilisé, soit avec des attelles, soit dans une gouttière en fil de fer ou en plâtre, et l'articulation sera légèrement comprimée. Quand l'injection est bien faite, la réaction est le plus souvent nulle, sauf dans les cas où l'on emploie la teinture d'iode. Nous sommes loin du temps où la ponction entraînait une arthrite suppurée (Bérard, Robert, Velpeau).

Les suites de l'opération sont donc toujours très simples : quelques jours après on enlèvera l'appareil si on a jugé convenable d'en appliquer un; souvent l'épanchement ne se sera pas reproduit. Si cependant il avait reparu, il faudrait continuer la compression. Le malade pourra se servir de son articulation, qui sera massée suivant les règles sus-indiquées. Une légère compression sera souvent utile pendant quelque temps : c'est pourquoi, pour le genou, il est bon de conseiller au malade de porter une genouillère pendant la journée ou mieux encore un bas élastique ou à lacets.

Les résultats éloignés de cette méthode de traitement sont excellents ; car, dans les observations rapportées, la récidive est rare, souvent malgré une fatigue très marquée de l'articulation.

Les trois solutions employées le plus souvent sont : la teinture d'iode, l'eau phéniquée, le sublimé. Pour ma part, je repousse absolument l'injection de teinture d'iode, qui provoque parfois une réaction assez vive et ne donne pas un meilleur résultat que les solutions antiseptiques. Louvois (1) signale d'ailleurs un cas d'empoisonnement par la résorption de l'iode.

On peut laver la cavité articulaire avec une solution phéniquée, comme Schede l'avait préconisé le premier. En France, L. Labbé, Richelot, Reclus,

(1) Louvois, Th. Bordeaux, 1886-1887.

J. Bœkel, Terrillon, ont aussi obtenu d'excellents résultats, et l'épanchement de retour qui apparaît les jours suivants n'est que temporaire.

Les résultats du lavage avec le sublimé sont également excellents; au point de vue antiseptique, il est évidemment encore meilleur que le lavage phéniqué, et c'est à lui que je donne la préférence. Le seul reproche que l'on pourrait lui adresser, c'est qu'il détermine des phénomènes d'intoxication; ce n'est pas là un reproche théorique : car le fait a été observé avec une dose assez faible cependant. L'intoxication mercurielle est plus grave que l'intoxication phéniquée, c'est une des raisons qui me font préférer l'arthrotomie. Je ne crois pas d'ailleurs, avec Mouret, que l'injection de sublimé à 1/1000 soit plus douloureuse que toute autre injection.

4° **Arthrotomie.** — Félix Wurtz, après Guillemau, le maître d'Ambroise Paré, pratiquait l'arthrotomie au commencement du XVIe siècle. « En 1558, dit A. Paré, je fus appelé par Jean Bourlier, tailleur d'habits, demeurant rue Saint-Honoré, pour lui ouvrir une aposthème aqueuse qu'il avait au genou, en laquelle je trouvai une pierre de la grosseur d'une amande; il guérit et il est encore vivant. » Dans son chapitre XV intitulé : « De la cure des tumeurs aqueuses », A. Paré s'exprime ainsi : « Quant à la curation, si nous ne pouvons parvenir à la résolution, on viendra à l'appertion comme nous avons traité phlegmon, laquelle est ici quelquefois nécessaire, non seulement à raison de la contumace de l'humeur qui n'obéit toujours aux résolutifs, mais aussi à cause que souvent se trouve en un kyste et membrane, » etc. Piechlin, Simon, J. L. Petit, Lamotte, Heister, Lieutaud, Monro, pratiquaient également l'arthrotomie pour les épanchements séreux ou purulents des articulations.

Mais l'arthrotomie pour hydarthrose ne fut employée méthodiquement qu'en 1875, par Lister, qui en rapporta deux observations remarquables. L'exemple de Lister fut suivi, presque aussitôt, en Allemagne par Nussbaum et Hagedorn, Scriba, Bœgehold (1882), Volkmann qui, en 1882, rapporta cent cas d'arthrotomie la plupart pour hydarthrose.

Cette opération fut faite en France tout d'abord par le professeur Panas (1872), puis Poinsot 1879), Nicaise (1881), Lucas-Championnière (1883), etc.

C'est surtout contre certaines hydarthroses infectieuses que l'arthrotomie a été employée par Lister, Jessop, Hagedow, à l'étranger. En France, elle a été pratiquée par M. Dubujadoux, Potherat, Quenu, pour des pseudo-rhumatismes, par MM. Thierry, Walther et Reynier pour des hydarthroses blennorhagiques. M. Thirard (1) la conseille quand une douleur intense et des phénomènes généraux graves persistent malgré l'immobilisation, la révulsion et même la ponction. La taille articulaire sera suivie d'un lavage antiseptique abondant et soigné de l'articulation; celle-ci sera drainée et immobilisée temporairement. Le massage et la mobilisation seront commencés dès la réunion complète de la plaie opératoire. Le nombre des articulations atteintes n'est pas une contre-indication absolue à l'arthrotomie. Les résultats de cette intervention ont donné, dans dix-sept cas recueillis par Thirard, tant en France qu'à l'étranger, dix-sept guérisons pour des hydarthroses aiguës de nature infectieuse.

Dans le cours de l'hydarthrose tuberculeuse, Pau-

(1) Thirard, Thèse Paris, 1894, n° 150.

let, en 1884, se proposait de recourir aux injections phéniquées à 3 ou 5 0/0, afin d'exercer une action modificatrice sur toute la surface de la synoviale. Kœnig a traité avec succès, dit-il, cette variété d'hydarthrose par l'arthrotomie, le lavage articulaire et le tamponnement iodoformé, absolument comme on traite maintenant certaines formes de péritonite tuberculeuse. En 1885, d'ailleurs, M. Lucas-Championnière a traité par l'arthrotomie une hydarthrose avec grains riziformes. Cette manière de faire nous paraît des plus recommandables : car le malade n'aurait qu'à gagner à cette intervention qui, maintenant, ne saurait plus être traitée d'audacieuse. On a malheureusement rarement l'occasion de faire le traitement direct de la granulation tuberculeuse synoviale. Le diagnostic étiologique étant toujours hésitant au début, plus tard, quand on intervient, l'os est malade et c'est à l'arthrectomie ou à la résection typique qu'il faut avoir recours.

Dans l'hydarthrose blennorrhagique, l'arthrotomie a été faite; mais nous étudierons plus loin dans son ensemble le traitement de l'arthrite blennorrhagique sous toutes ses formes cliniques.

Nous n'avons pas à décrire ici le manuel opératoire de l'arthrotomie et surtout à étudier les différents tracés des incisions pour chaque articulation; pour ne pas faire double emploi, nous renvoyons au chapitre des plaies articulaires et des arthrites suppurées. Disons seulement que, après l'arthrotomie pour hydarthrose simple ou infectieuse, le drainage nous paraît encore indiqué pour évacuer les produits exsudés par la séreuse; on ne sait jamais si ceux-ci ne seront pas abondants et il faut éviter la distension de la séreuse.

Comme après toute arthrotomie, l'articulation sera immobilisée, peu de temps, il est vrai.

Il existe un *traitement consécutif de l'hydarthrose*, c'est celui de l'atrophie concomitante du quadriceps et du fascia lata. M. Delorme conseille l'emploi des courants faradiques; ceux-ci doivent avoir dès la première séance une énergie suffisante pour assurer la contraction des muscles. Malgré cela, ce n'est parfois qu'à partir de la seconde ou de la troisième séance qu'on obtient des contractions appréciables. Le professeur Le Fort et son élève Valtat conseillent l'emploi des courants faibles et continus; ce sont des courants de nutrition, disait le professeur Le Fort (1).

Sous l'influence de l'électricité et du massage ces muscles récupèrent rapidement leurs forces et leurs dimensions primitives. Les douches, les eaux minérales (Aix-les-Bains, Barèges) ont un effet moins marqué, certain cependant. La jointure, s'il s'agit du genou surtout, sera pendant longtemps maintenue non pas par une simple genouillère, mais par un véritable bas élastique ou mieux à lacets, qui remontera jusqu'au-dessus du genou.

Le traitement consécutif n'est pas à négliger : car, chez les gens prédisposés, chez les rhumatisants, l'hydarthrose peut être suivie d'arthrite sèche. [Campenon (2).]

Choix du procédé de traitement. — En présence d'une hydarthrose faut-il, comme le veut Rinne, recourir d'emblée à la ponction sans avoir recours à tous les autres moyens? Nous ne le croyons pas. Il est d'ailleurs nécessaire de distinguer les cas. Les

(1) *Société de Chirurgie*, 1876, p 230.
(2) *France médicale*, 1877, p. 250.

hydarthroses dites infecieuses (affections générales, blennorrhagie), exposent, comme on le sait, soit à l'ankylose, soit à la suppuration, et nécessitent rapidement l'intervention pour peu qu'elles aient résisté au traitement ordinaire et qu'elles aient leur siège dans une jointure comme le genou. Leur traitement se confond avec celui des arthrites; nous y reviendrons d'ailleurs plus tard. L'hydarthrose tuberculeuse est liée à l'histoire de la tuberculose articulaire (voir plus loin.) Il faut encore pour bien juger les indications éliminer de ce cadre les hydarthroses rhumatismales, qui disparaissent rapidement sous l'influence de la compression et de l'immobilisation, les hydarthroses symptomatiques (syphilis, cancer, phlegmatia, affections nerveuses), dont l'existence est liée à celle de l'affection qui leur a donné naissance. Reste la vraie hydarthrose avec ou sans épaississement de la synoviale, dépendant d'un traumatisme ancien ou d'une diathèse depuis longtemps disparue. Dans ces conditions bien nettement spécifiées, le traitement ordinaire est le plus souvent inefficace et l'on ne devra pas s'y arrêter trop longtemps.

Les différents procédés recommandés, la compression surtout, ont pour but de forcer la synoviale à absorber le liquide épanché, et à faire disparaître la sécrétion exagérée de la séreuse ; mais la synoviale épaissie ne peut plus absorber cet excès de sécrétion, si, d'autre part, cette séreuse irritée continue à sécréter trop de liquide malgré une compression régulière, il faut avoir recours à une autre méthode de traitement.

Ainsi, lorsque les moyens sus-indiqués auront été employés avec persévérance quelque temps, lorsqu'on les aura associés vainement l'un à l'autre, lorsque l'hydarthrose sera volumineuse, qu'elle empêchera la marche du malade et qu'elle fera de lui un infirme incapable de vaquer à ses occupations ou de gagner sa vie, la ponction et surtout l'incision, suivie de lavage, sera indiquée. Il ne faudra pas attendre que les parties fibreuses de l'articulation soient très distendues par le liquide.

Voici, d'ailleurs, les hydarthroses que M. Jalaguier (1) considérait en 1886 comme justiciables de l'arthrotomie :

« 1° Les hydarthroses qui se sont montrées réfractaires aux modes usuels de traitement : immobilisation rigoureuse, compression ouatée ou élastique, révulsion méthodique et même à la ponction antiseptiquement faite.

« 2° Les hydarthroses qui s'accompagnent d'un épaississement considérable et de productions végétantes de la synoviale.

« 3° Celles enfin qui sont compliquées par un relâchement très marqué de l'appareil ligamenteux et la présence d'une très grande quantité de liquide.

« 4° Les hydarthroses symptomatiques de l'arthrite déformante. En somme l'arthrotomie ne sera jamais précoce, et elle ne sera pratiquée que pour les *hydarthroses rebelles*, celles qui durent des années, et dans lesquelles des pseudo-membranes et des paquets fibrineux ne peuvent être évacués par une simple ponction. »

Ces indications sont bonnes à retenir; seul le délai indiqué par l'auteur est évidemment trop long et l'arthrotomie pourra, sans qu'on attende des années,

(1) Thèse, p. 88.

être pratiquée dès qu'on sera convaincu de l'impuissance des moyens indiqués.

La crainte de l'ankylose a fait hésiter des chirurgiens, qui ont pensé à la décortication de ces synoviales si épaisses que l'on observe dans de vieilles hydarthroses. Cette décortication, qui donne de si bons résultats pour la tunique vaginale, n'a pas encore, à notre connaissance, été faite pour les synoviales articulaires.

Quoi qu'il en soit, à quel procédé devra recourir le chirurgien (ponction ou incision) dès qu'il sera décidé à l'intervention?

C'est évidemment là une question de tempérament chirurgical ; mais pour ma part je pense avec la majorité des chirurgiens que l'arthrotomie est le procédé de choix et bien supérieur à la ponction.

Outre qu'elle facilite le libre écoulement du liquide et le lavage avec une solution appropriée, elle permet l'inspection de la jointure et l'ablation de lésions limitées de la synoviale.

Nous avons pu guérir de la sorte un grand nombre d'hydarthroses à l'hôpital Lariboisière. Le traitement post-opératoire est très simple, un pansement collodionné suffit ; l'immobilisation prolongée n'est pas indispensable, au bout d'une huitaine de jours le malade peut commencer à marcher.

TRAITEMENT

des plaies articulaires.

Les plaies non pénétrantes ne présentent d'intérêt qu'au point de vue du diagnostic : au point de vue du traitement, elles ne diffèrent pas des plaies ordinaires.

Le traitement des plaies pénétrantes varie selon qu'elles sont simples ou compliquées de lésions du squelette, selon qu'elles s'accompagnent ou non de corps étrangers.

Pour l'étude thérapeutique, il est peut-être plus simple d'envisager à part les plaies par instruments piquants ou coupants, contondants, et les plaies par armes à feu.

Quand l'instrument piquant (aiguille) s'est brisé dans la jointure, il y a nécessité d'agrandir le point de pénétration et d'aller à la recherche du corps étranger.

Grâce aux moyens dont nous disposons, cette arthrotomie ne présente aucun inconvénient.

Dans les plaies par instrument piquant sans complication de corps étrangers, dans les plaies par instrument tranchant, la règle est de désinfecter soigneusement le trajet et de faire une occlusion antiseptique après suture.

Les choses se passent aussi simplement qu'à la suite de l'arthrotomie pratiquée pour corps étrangers articulaires (voir plus loin); une immobilisation rigoureuse n'est pas indispensable, comme on le croyait autrefois.

Quand l'instrument est septique, on doit d'emblée pratiquer un lavage de l'articulation ; s'il se produit ultérieurement des phénomènes d'arthrite, il convient de pratiquer sans retard l'arthrotomie secondaire (voir *Arthrite suppurée*).

Quand il s'agit d'une large plaie contuse, comme il en arrive dans les ateliers ou par le fait d'écrasement, de chute d'un lieu élevé, le plus souvent l'articulation est largement ouverte : il faut également procéder au lavage immédiat de l'articulation et enlever les corps étrangers. On se trouve le plus souvent dans l'impossibilité de pratiquer une suture ; on se bornera à placer un pansement antiseptique et à immobiliser le membre.

Plaies par armes à feu. — Elles sont le plus souvent accompagnées de lésions du côté du squelette, lésions tantôt limitées à l'épiphyse, tantôt étendues à une portion plus ou moins considérable de la diaphyse.

Depuis le siècle dernier, leur traitement a soulevé les controverses les plus ardentes.

Faut-il débrider préventivement ? Faut-il conserver, amputer ou réséquer ?

La question de débridement des plaies en général et des plaies articulaires en particulier a été bien diversement jugée (1).

Tandis que Dupuytren et Larrey préconisaient ces débridements préventifs, Hunter, Percy et Lombard les repoussaient énergiquement.

Dans une discussion mémorable qui s'éleva en 1848

(1) Picqué, *Conférences faite aux médecins territoriaux*, 1891.

à l'Académie de Médecine, Bégin fut seul à soutenir l'opinion de Dupuytren.

La non-intervention immédiate est dès lors définitivement repoussée, et les chirurgiens allemands, en 1850, pendant la guerre du Slesvig, suivent les préceptes formulés par l'Académie. Nous verrons bientôt combien la pratique chirurgicale s'est modifiée à cet égard sous l'influence de l'antisepsie.

Au point de vue de l'intervention spéciale aux plaies articulaires, on peut dire que jusqu'en 1850 les chirurgiens amputent, conservent ou résèquent sans méthode précise ; mais leur pratique diffère d'ailleurs selon les pays. En Angleterre on est plutôt conservateur. En France les chirurgiens suivent, sauf Baudens, la pratique de Dupuytren et amputent. En Allemagne c'est la résection qui l'emporte et cette pratique a pour défenseurs des noms illustres : Pirogoff, Langenbeck et Stromeyer; mais l'autorité considérable des chirurgiens qui la préconisent ne parvient cependant pas à la faire accepter dans les autres pays.

Les principales guerres nous fournissent d'ailleurs des exemples de cette divergence. En Crimée, en effet, les Anglais ne réséquèrent qu'avec la plus grande réserve ; en Crimée et en Italie les chirurgiens français conservent ou amputent, sauf peut-être à l'épaule, pour laquelle Percy avait, dès 1791, proposé la résection, pratique suivie par Baudens dans notre siècle.

Il n'y a pas de parti pris et cette réserve des chirurgiens à l'égard de la résection semble à la vérité justifiée.

Les succès annoncés pompeusement à la suite de la guerre du Slesvig sont reconnus faux par Hannover, qui a poursuivi à cet égard une enquête intéressante. Les résultats orthopédiques sont réellement mauvais et les malades guéris ont des articulations ballantes dont ils ne peuvent se servir. D'ailleurs Hannover n'est pas le seul à constater les médiocres résultats de la résection. Otis et Gurlt font les mêmes constatations à la suite d'autres guerres. Une réaction devait se produire et elle s'accusa nettement après la guerre franco-allemande de 1870.

On renonce définitivement à l'amputation comme méthode générale; on devient conservateur surtout en 1877, après la guerre turco-russe, où Bergmann et Reyer publient les excellents résultats qu'ils ont obtenus par la conservation.

Mais nous sommes à cette époque en pleine période antiseptique et les champs de bataille de Plewna sont les premiers où l'antisepsie est rigoureusement appliquée.

Avant d'aller plus loin dans cet exposé, il paraît nécessaire d'insister sur les raisons qui, dans la « période préaseptique », ont pu pousser les chirurgiens à préférer l'une ou l'autre de ces méthodes.

De tout temps les plaies articulaires avaient fourni, sur les champs de bataille, une mortalité effroyable : 90 0/0 mouraient de septicopyohémie. L'amputation dans la contiguïté, la désarticulation, semblait alors le seul moyen de conjurer les accidents. La conservation était sinon toujours, du moins le plus souvent fatale.

C'était l'époque où, dans l'ignorance de la septicémie et de ses causes, on accordait à l'action de l'air sur la synoviale et à sa constitution anatomique une si fâcheuse influence sur la décomposition des liquides épanchés dans sa cavité.

La résection fut considérée un moment comme un progrès immense, et j'ai dit plus haut l'abus qu'en avait fait la chirurgie allemande, surtout dans la période qui s'écoula de 1860 à 1870.

Elle semblait devoir conjurer les complications septiques redoutables qui entraînaient le plus souvent la mort des blessés.

Elle leur conservait un membre utile qui valait, certes, mieux qu'un moignon.

Le danger des résections intermédiaires poussait en même temps les chirurgiens vers la résection primitive : on reséquait préventivement pour prévenir la septicémie.

Malheureusement, ainsi que je l'ai dit, le résultat de ces interventions ne resta pas à la hauteur des espérances de ceux qui les avaient préconisées.

Les chirurgiens de l'époque ne connaissant pas la véritable pathogénie de ces accidents, la mortalité restait grande encore, et, d'autre part, l'enquête minutieuse de Hannover montra jusqu'à l'évidence combien les résultats orthopédiques restaient défectueux ; les blessés auraient certainement préféré l'ankylose à l'articulation ballante qui leur refusait tout service.

L'enthousiasme se refroidit donc à partir de 1870. L'antisepsie est enfin appliquée en temps de guerre ; malgré les défectuosités naturelles de cette période initiale, Socin nous donne, dès 1870, une statistique de 10 succès sans suppuration sur 15, résultat réellement merveilleux pour l'époque. Ollier obtient des résultats analogues.

Depuis, la guerre turco-russe, celle de Bosnie et d'Herzégovine, la campagne serbo-bulgare, l'expédition du Tonkin fournissent de précieux arguments aux partisans de la conservation.

Bergmann et Reyer nous donnent en particulier, à

la suite de la guerre turco-russe, de remarquables statistiques. Le premier de ces chirurgiens fournit, entre autres, une statistique de plaies articulaires du genou avec 55 0/0 de guérison.

Il n'y a pas à le nier : les partisans de la conservation augmentent chaque jour de nombre, un courant s'établit nettement dans ce sens, et l'on peut avouer que les résultats défectueux de la résection et les avantages incontestables de la conservation depuis l'application de l'antisepsie semblent bien justifier cette manière de voir.

Mais cette conclusion est-elle cependant légitime, et devrons-nous en temps de guerre suivre la voie tracée par les chirurgiens militaires contemporains et faire de la conservation à outrance?

Il ne faut pas être exclusif : si la conservation est applicable à certains cas, elle ne saurait l'être à tous : de plus la résection doit être conservée en chirurgie de guerre.

Certes, la résection telle que la proposait Stromeyer n'est pas applicable aujourd'hui : c'est à la résection secondaire qu'il faudra recourir chaque fois qu'elle sera devenue nécessaire. Il faut la pratiquer non pour prévenir des accidents, mais pour en enrayer la marche, quand ceux-ci ont éclaté.

En résumé, nous avons à notre disposition trois méthodes qui toutes doivent trouver leur application dans le traitement des plaies articulaires par coup de feu.

Voyons maintenant les indications.

Conservation. — Elle tend à devenir une méthode générale : le principe en a été défendu encore dans ces derniers temps par Chauvel et Nimier dans leur Traité de chirurgie de guerre.

Depuis l'application de la méthode antiseptique dans

la chirurgie d'armée, la conservation a donné certes de bons résultats; mais c'est à l'antisepsie qu'elle les doit : aussi celle-ci est-elle devenue indispensable. Dans ces conditions, on comprend aisément qu'on ait pu préférer la conservation à la résection, préconisée en Allemagne dans un but antiseptique, c'est-à-dire prophylactique.

Du moment en effet où l'on peut désinfecter une plaie et en faire l'occlusion antiseptique, mieux vaut assurément conserver l'article que de le supprimer. Mais il faut noter que le point de vue antiseptique ne constitue qu'un des côtés du problème et que le côté orthopédique mérite également d'entrer en sérieuse considération.

Il ne faut pas d'ailleurs prendre le mot *conservation* dans son sens restreint et en faire le synonyme d'abstention absolue au point de vue thérapeutique. La conservation ne saurait être admise qu'après un diagnostic précis de la lésion, diagnostic qui ne peut se faire qu'après l'exploration méthodique de la jointure, laquelle suppose un débridement plus ou moins étendu de l'article, véritable arthrotomie exploratrice. D'ailleurs, en supposant ce diagnostic établi sans débridement, que devient l'antisepsie de la jointure sans l'arthrotomie exploratrice ?

L'antisepsie nécessite donc l'arthrotomie exploratrice, qui permettra non seulement le lavage, mais l'extraction des corps étrangers.

En somme, la conservation, pour être légitime, suppose une intervention sans laquelle l'antisepsie n'est pas possible, et qui nous renseignera en même temps sur l'état de la jointure au point de vue d'une résection orthopédique. Envisagée de la sorte, la conservation est possible, elle n'est possible que dans ces conditions ; ce n'est pas autrement d'ailleurs que Bergmann et Reyer l'ont comprise dans la guerre turco-russe.

On peut dès lors dire qu'elle est applicable dans un certain nombre de cas, qu'on peut classer de la façon suivante :

1° Plaie pénétrante simple sans lésion du squelette. Le cas est exceptionnel, à moins qu'il ne s'agisse d'une plaie en séton traversant très obliquement les parties molles de l'articulation.

2° Plaies pénétrantes avec perforation de l'os accompagnée ou non d'esquilles qu'on pourra enlever si elles ne sont pas adhérentes.

Mais il faut savoir compter avec l'imprévu d'une guerre; si le matériel antiseptique venait à faire défaut, il ne faudrait plus compter sur la conservation.

Pour ma part, je n'hésiterais pas, dans ces conditions, à revenir franchement à la résection primitive, comme l'ont préconisée les chirurgiens allemands.

Si la conservation dans les conditions précitées peut donner d'excellents résultats, je crois qu'il est des cas où la résection primitive est indispensable.

C'est ainsi que l'intervention primitive conserve toute sa valeur au point de vue orthopédique.

Le but du chirurgien doit être en effet non seulement d'assurer la vie du blessé, mais encore d'assurer, quand il le peut, le fonctionnement ultérieur du membre.

Il peut aujourd'hui remplir la première partie de ce programme par la conservation, qui s'est heureusement substituée, grâce à l'antisepsie, à la résection primitive. Mais, dans certaines circonstances, il ne peut compter sur le deuxième résultat qu'à l'aide de la résection primitive.

Dans le cas de fracture avec fracas des extrémités articulaires, les traits irréguliers qui en sont la conséquence nécessitent évidemment une régularisation pour assurer son fonctionnement ultérieur.

La résection est donc indiquée : j'ajoute qu'elle est doublement indiquée dans ce cas ; la multiplicité des fragments rend l'antisepsie de la jointure fort difficile et les chances d'infection sont encore augmentées par l'ouverture et le broiement du tissu spongieux de l'épiphyse.

Désinfection difficile, chances d'infection plus grandes, résultat orthopédique à rechercher : voilà de nombreuses et importantes raisons pour faire préférer la résection à la conservation, et Ollier a eu raison de dire qu'une résection antéfébrile, faite antiseptiquement, n'ajoute pas au danger de la blessure.

La résection, d'ailleurs, doit être faite économiquement, c'est-à-dire n'intéresser qu'une partie minimum du squelette et se borner le plus souvent à l'esquillotomie, excellente opération, bien qu'on en ait dit.

Elle ne sera réellement typique, c'est-à-dire elle n'intéressera la totalité de l'épiphyse jusqu'au bulbe, que dans un but orthopédique : je dis jusqu'au bulbe, car au delà on ne peut qu'aller contre le but qu'on se propose et s'exposer à un mauvais résultat orthopédique.

Il faut également qu'elle soit pratiquée par la méthode sous-périostée. Il est certain que c'est l'oubli de ce précepte fondamental qui a fourni tant de mauvais résultats fonctionnels.

Quand il existe des fêlures le long de la diaphyse ou quand les lésions de l'épiphyse s'accompagnent d'un broiement de l'extrémité supérieure de la diaphyse, la résection n'est plus possible, c'est à la désarticulation qu'il faut recourir ; c'est encore à elle qu'on s'adressera quand les nerfs et les vaisseaux sont intéressés ; mais, comme on le voit, ce n'est que dans des cas exceptionnels qu'on se trouvera réduit au sacrifice complet du membre, que les chirurgiens du commencement du siècle préconisaient comme méthode générale.

Si le champ de la résection a diminué pour l'intervention primitive, il reste encore très étendu pour la résection secondaire.

Si en effet on peut limiter à son gré le nombre des résections primitives, il n'en saurait être de même pour la résection secondaire : car tout est subordonné à l'état de la plaie, et il nous faudra établir des catégories.

Les blessés qui sont restés apyrétiques après le premier pansement continueront certes à bénéficier de la conservation. Pour eux le pansement a rendu la plaie aseptique, le but est atteint, la résection est donc inutile. Mais ceux qui présentent de la fièvre devront tous, sauf de bien rares exceptions, être réséqués d'urgence. L'antisepsie a été mal faite, ou a échoué. La septicémie met, désormais, en danger les jours du malade. Il faut donc réséquer ; ce n'est plus, comme précédemment, pour mettre le malade à l'abri d'accidents hypothétiques, ce n'est plus dans un but de prophylaxie, c'est pour combattre ces accidents qu'il faut intervenir.

Il ne faut plus hésiter : il faut agir et agir rapidement.

Reyer nous a appris en effet que la mortalité, qui était de 16 0/0 quand l'antisepsie était faite au début, s'élevait à 85 0/0 quand elle était tardive. A quoi bon dès lors s'attarder ?

La résection ne sera plus alors antéfébrile, elle

sera bien intra-fébrile. C'est celle qui donnait autrefois les plus mauvais résultats et c'est pourquoi les chirurgiens préféraient la résection primitive. Aujourd'hui elle est sans danger.

Dans la guerre de Sécession, Otis signalait pour la résection primitive 41,06 0/0 de mortalité et pour la résection intra-fébrile 46,4 0/0. La résection post-fébrile seule donnait des résultats moyens, 23,05 0/0; mais combien peu de malades avaient pu franchir cette terrible étape de la fièvre septique!

Quoi qu'il en soit, la résection secondaire, en supprimant un foyer infectieux, donne d'excellents résultats. D'ailleurs, quel procédé meilleur de désinfection que de supprimer le foyer infectieux lui-même à la condition, bien entendu, de ne pas réinfecter soi-même la plaie opératoire. Rappelons encore que M. Ollier a dit justement : une résection antéfébrile, faite antiseptiquement, n'ajoute pas au danger de la blessure; une résection intra-fébrile en diminue les dangers. Cette résection secondaire, en même temps qu'elle est excellente au point de vue antiseptique, donne les meilleurs résultats orthopédiques, et cette considération vient s'ajouter aux précédentes pour nous décider, quand la chose est possible, à préférer la résection secondaire à la résection primitive.

Les statistiques pour la plupart publiées avant l'ère antiseptique ne sauraient guider notre foi.

Nimier et Chauvel, partisans de l'abstention, nous donnent par exemple les résultats suivants :

Deuxième guerre de Sleswig. 85,81 0/0. — Guerre de 1866 : 62,5. — Guerre de Sécession : 27,52.

Certes, les résultats s'améliorent, et j'ai insisté plus haut sur les bons résultats de la conservation depuis 1870. Est-ce à dire cependant que la conservation doive être préconisée comme méthode générale? Je ne le crois pas pour ma part.

D'ailleurs, trop de facteurs entrent en jeu, dans une guerre, pour qu'il soit possible d'apprécier à distance les causes qui font varier les résultats statistiques; de plus, l'évolution dans les idées modifie à chaque guerre les termes du problème; les observations perdent de leur valeur et ne peuvent plus être utilisées.

Quand Gurlt vient nous dire qu'au point de vue fonctionnel la résection a donné 44 résultats bons pour 55 mauvais, que nous apprend-il pour juger cette statistique sur la technique opératoire suivie, sur l'étendue des lésions qui ont nécessité la résection? Il est certain que la résection ne pourra que donner un mauvais résultat si l'étendue des désordres a obligé de sacrifier une partie de la diaphyse : dans ces cas, la désarticulation devra toujours lui être préférée. Et dans les cas où elle serait susceptible de donner de bons résultats, c'est-à-dire lorsque l'extrémité seule de la diaphyse a éclaté sous l'effort du projectile, elle ne fournira un bon résultat orthopédique que lorsqu'elle aura été bien exécutée par la méthode sous-périostée.

En résumé, si dans les diverses guerres de ce siècle les chirurgiens ont agi sous l'empire d'idées dominantes répandues par des chirurgiens illustres de tous les pays, l'antisepsie, en bouleversant de nos jours la thérapeutique chirurgicale, doit conduire à un éclectisme raisonné qui nous permet de pratiquer, selon le cas, chacune des interventions préconisées par nos devanciers et sans en exclure aucune. Parmi elles, la résection, qu'on pouvait croire un instant complètement délaissée, doit reprendre, à mon sens, malgré l'avis contraire de quelques chirurgiens militaires les plus distingués, une place importante dans la chirurgie de guerre; seulement, de primitive qu'elle était autrefois, elle doit, sous l'influence des idées contemporaines, devenir secondaire. Au lieu d'être une opération prophylactique, elle doit devenir surtout une opération curative, antiphlogistique, comme on le disait jadis. Elle n'est plus un but, mais doit rester un moyen. C'est à l'antisepsie primitive qu'il appartient de restreindre ses indications; mais si elle a échoué, elle devient une opération d'urgence qui ne comporte d'autres contre-indications que les lésions étendues qui obligent au sacrifice complet du membre, c'est-à-dire à l'amputation.

La conservation, d'autre part, exige un quantum de lésions reconnues à l'avance par l'exploration méthodique du foyer traumatique, c'est-à-dire l'arthrotomie exploratrice, qui nous permet en même temps de faire l'antisepsie rigoureuse nécessaire à la conservation. Cette arthrotomie ne nous ramène-t-elle pas à la pratique des débridements préventifs recommandée autrefois par Dupuytren et Larrey, mais tant critiquée par leurs contemporains?

Conservation n'est donc pas abstention, puisqu'elle exige pour sa justification une intervention exploratrice qui seule pourra nous permettre d'affirmer qu'elle est légitime, en même temps qu'elle la rendra définitive de provisoire qu'elle était, en évitant, dans l'avenir, la résection secondaire.

DU TRAITEMENT EN GÉNÉRAL

des luxations traumatiques.

« Ni le mécanisme, ni l'anatomie pathologique, ni les symptômes, ni le traitement des différentes luxations ne se ressemblent, » dit M. Charles Nélaton au début de son remarquable article sur les luxations dans le *Traité de chirurgie*, article qui, disons-le d'avance, sera souvent cité dans cette partie de notre travail. Certes, si nous avions à faire l'étude complète des luxations, nous aurions été tenté également de supprimer l'étude d'ensemble préliminaire et classique sur les luxations en général. Mais, devant étudier les luxations uniquement au point de vue thérapeutique, il nous a semblé que des notions générales sur le traitement des luxations étaient ici nécessaires.

Ces notions seront tirées surtout du remarquable article de Sédillot et F. Gross (Dictionnaire de Dechambre), vieux d'il y a vingt-cinq ans, mais que l'on voit reproduit en grande partie dans la plupart des traités classiques parus depuis et qui nous montre tout ce qu'a pu donner la chirurgie prélistérienne au point de vue qui nous occupe.

HISTORIQUE. — D'une manière générale, nous trouvons ici trois phases : 1° empirisme ; 2° perfectionnement des méthodes de réduction et chloroformisation ; 3° réduction méthodique, basée sur l'anatomie et la physiologie pathologique, arthrotomies et résections.

Première période. — Les moyens de réduction

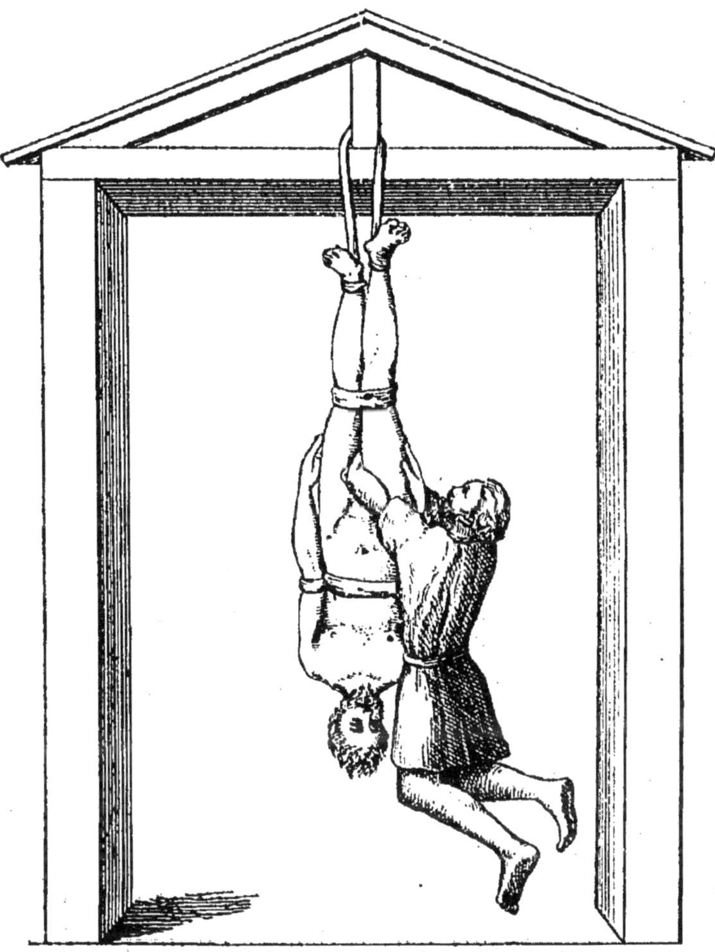

Fig. 9. — Procédé de la suspension, d'après Hippocrate (Hamilton).

employés par Hippocrate étaient multiples. — Pour l'épaule, il opérait la réduction par la main, le talon, l'épaule, le pilon, l'échelle, et une machine spéciale appelée *ambi*. Pour la cuisse, il employait la suspension, l'extension, la contre-extension horizontale ou un instrument spécial appelé le « banc d'Hippocrate », ou bien encore soit l'ambi, soit l'outre. Comme traitement consécutif, Hippocrate conseillait la bonne position du membre, le repos, les frictions et le massage suivant les cas.

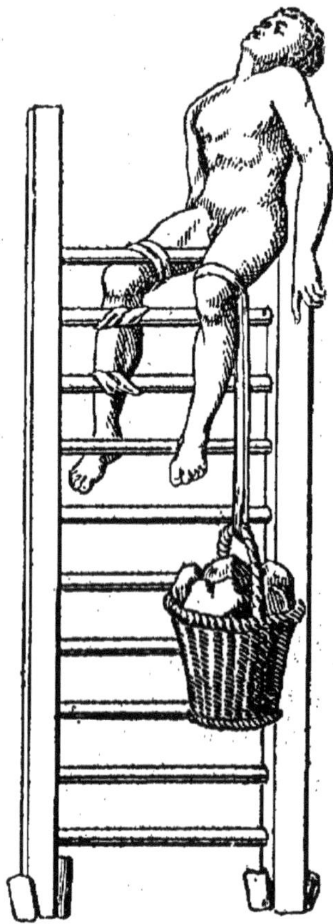

Fig. 10. — Procédé de l'échelle, d'après Hippocrate (Hamilton).

Galien, comprenant l'importance du mécanisme, professa le principe bien simple que pour faire rentrer un os luxé dans sa cavité, il faut lui faire parcourir le chemin qu'il a suivi pour en sortir, et il raconte qu'il a été torturé par le maître de la palestre où il s'était luxé la clavicule, par suite d'une erreur qui avait été faite entre cette luxation et celle de l'épaule.

Avec A. Paré, qui consacre un livre entier aux luxations, on voit apparaître la moufle comme instrument de réduction. Un siècle et demi plus tard, J.-L. Petit disait au début de son chapitre sur les luxations : « Il faut avoir une idée parfaite de la structure des parties lésées dans cette maladie. » Louis combattit à tort cette idée, banale mais exacte, en admettant que l'os se réduit de lui-même.

Dans la suite, ce fut surtout Desault qui perfectionna l'étude des luxations avec Boyer, Delpech, Dupuytren, Larrey, et plus tard Malgaigne — dans son traité resté classique. — Puis, Sedillot fit faire un progrès considérable à la thérapeutique des luxations par l'application du dynamomètre aux appareils de réduction ; il insista sur la nécessité de rompre les adhérences déjà établies par des mouvements partiels ; avec Bonnet, il préconisa la formation

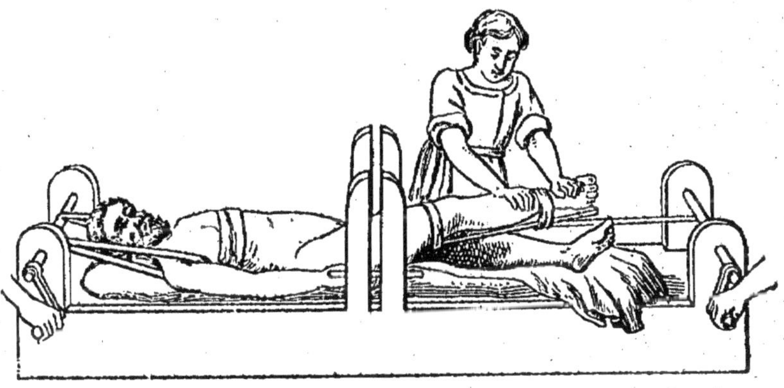

Fig. 11. — Machine à treuil d'Hippocrate pour réduire les luxations de la hanche par l'extension (Hamilton).

d'une néarthrose dans les cas de luxations non réduites.

En Angleterre P. Pott, B. Bell, Atsley Cooper ; en Allemagne L. Heister, Richter, Roser, Weber, Streubel, contribuèrent pour une grande part aux progrès de la thérapeutique des luxations.

Deuxième période. — Puis, l'emploi du chloroforme permettant de lutter contre la contraction musculaire permit de réduire un plus grand nombre de luxations récentes et anciennes. En même temps, le perfectionnement des appareils, c'est-à-dire l'ajusteur de Jarvis, modifié par Mathieu, les pinces de A. Nélaton, les tubes élastiques de Th. Anger et

Legros diminuèrent encore d'autant le nombre des luxations laissées pour irréductibles.

Troisième période. — L'expérience, les manœuvres non sanglantes avaient donné tout ce qu'elles pouvaient donner, sauf peut-être quelques perfectionnements dans les appareils de réduction, et la chirurgie articulaire était menacée d'un état stationnaire quand l'antisepsie apparut. Ici, comme dans la plupart des lésions chirurgicales, elle modifia encore énormément la thérapeutique des luxations anciennes. Aux timides sections et débridements sous-cutanés, succéda l'arthrotomie franche, ce qui permet de dire que, maintenant, *il n'y a plus de luxations irréductibles*.

Les recherches anatomiques et physiologiques sur les faisceaux de renforcement de différentes articulations, telles que la hanche (Bigelow), l'épaule (Schlemm, Farabeuf), le pouce (Farabeuf), ont permis de poser des règles certaines dans les procédés de réduction.

Par ces progrès de la chirurgie qui, dès lors, n'hésite plus, comme nous le verrons dans un autre chapitre, à s'attaquer aux luxations congénitales, « à réparer les erreurs de la nature », toutes les variétés de bandage pour les luxations congénitales de la hanche, de la rotule, vont céder le pas à des opérations qui ne doivent plus être considérées comme hardies, car les résultats, satisfaisants en général, sont là pour les justifier. La réduction d'une luxation ancienne et irréductible par l'arthrotomie est devenue monnaie courante.

De la réduction des luxations récentes. — D'une manière générale les procédés de réduction les plus simples sont les suivants :

1° Propulsion digitale;

2° Mouvements de bascule ou de levier, le point d'appui étant pris sur le squelette des régions avoisinant l'articulation ou en dehors du blessé;

3° Les tractions exercées en différents sens sur le levier luxé, par l'opérateur avec ou sans aides, avec des tubes élastiques ou des machines;

4° Des mouvements de rotation, d'élévation, d'adduction, d'abduction, de circumduction, imprimés au membre;

5° Le refoulement par petits mouvements de rotation alternatifs semblables à ceux qu'on imprime à un poinçon qu'on veut faire pénétrer dans un corps résistant.

Mais voyons tout d'abord quels sont les obstacles apportés à la réduction par les os, les capsules, les ligaments et les muscles.

Dans certaines articulations, les saillies ou les dépressions correspondantes des os forment un véritable engrenage. Au coude, par exemple, le bec coronoïdien est quelquefois enfoncé dans la cavité olécranienne de l'humérus. Dans certains cas de luxation de la mâchoire, l'apophyse coronoïde passe au-dessous, puis s'accroche au-devant de l'arcade zygomatique (A. Nélaton). Une fracture avec interposition d'un fragment osseux entre les extrémités luxées, un cal irrégulier, des ostéophytes, rendent parfois une luxation irréductible.

Les travaux de Roser, Weber, Gellé, Busch, Streubel, Farabeuf, ont démontré que les capsules et les ligaments peuvent opposer la plus grande résistance à la réduction. Nous reviendrons en détail sur ces points, surtout à propos des luxations de la hanche, de l'épaule et du pouce. L'interposition capsulaire dépendrait, d'après Michel (de Strasbourg), de la pression atmosphérique. Nous ne pouvons pas entrer dans le détail des expériences de M. Michel sur les phalanges ; nous admettrons volontiers cette influence de la pression atmosphérique ; elle nous a paru démontrée dans un cas de luxation sous-acromiale que nous avons observée (Mauclaire) et dans laquelle nous avons noté en avant, au niveau de la cavité glénoïde, une dépression ovale verticalement, comme la cavité de réception de la tête humérale, et qui pouvait contenir presque la pulpe de l'index.

La pression atmosphérique agit donc à notre avis ; mais il faut reconnaître que son influence, sauf à la hanche, n'est pas énorme et n'est pas certes le principal obstacle à la réduction. Ce principal obstacle siège dans les ligaments de renforcement qui jouent le rôle de bandes d'arrêt. Comme nous le verrons plus loin, les os sésamoïdes et leur appareil ligamenteux, les ménisques ont aussi un rôle rendu maintenant bien évident.

Le changement de direction de l'axe de traction d'un muscle, à la mâchoire, par exemple, est une cause d'irréductibilité fréquemment invoquée. Il est évident que les contractions volontaires, spasmodiques et persistantes fixent l'extrémité osseuse dans sa nouvelle position et opposent une résistance considérable à la réduction. Les muscles formeraient parfois des boutonnières contractiles et s'opposant à la réduction ; cela a été longtemps admis pour le pouce (étranglement par les deux faisceaux du court fléchisseur du pouce), pour la hanche (étranglement par le muscle pyramidal et l'obturateur interne); mais M. Farabeuf a montré que pour le pouce, c'est surtout dans les modifications de l'appareil ligamenteux et sésamoïdien qu'il faut chercher la cause de l'irréductibilité. Pour la hanche, Gellé en 1861 montra que les boutonnières musculaires ont peu d'influence : « Jamais, dit-il, je n'ai trouvé d'irréductibilité quand *l'état de la capsule* permettait la réduction et quand le procédé choisi était basé sur la connaissance de ce ligament. Plus tard Bigelow, dans son mémoire, et le professeur Farabeuf dans ses cours à l'Ecole Pratique ont pour cette articulation démontré le rôle des faisceaux de renforcement de la capsule. Si cependant, le rôle des boutonnières a perdu de son importance, il n'en est pas moins vrai que la contraction musculaire seule, chez des sujets bien musclés, peut apporter un sérieux obstacle à la réduction. Les bons résultats de la chloroformisation le prouvent (V. plus loin).

L'interposition des tendons n'a plus grande influence aujourd'hui, sauf peut-être pour le ligament rond (qui est un tendon) et pour le tendon de la longue portion du biceps huméral.

Il faut encore citer, comme obstacle sérieux à la réduction, la transformation fibreuse de ces muscles péri-articulaires. Mais il s'agit alors de luxations anciennes. Dans ces conditions, cette rétraction pathologique est importante, elle fut niée par Malgaigne, admise par Cruveilhier, Barth, etc. Elle est également importante, comme nous le verrons, dans la luxation congénitale de la hanche, non pas qu'ici la dégénérescence fibreuse soit nette, mais les muscles se sont adaptés à la situation de la tête osseuse déplacée ; aussi pour réduire celle-ci, ils deviennent trop courts et leur élasticité insuffisante. Disons-le dès maintenant pour ne plus avoir à y revenir, non seulement les muscles agissent dans la production des luxations, mais encore ils ont un rôle dans la production des déplacements consécutifs; s'ils sont un obstacle à la réduction, parfois cependant ils produisent la réduction spontanément, parfois ils aident ou complètent la réduction; enfin par leur contraction ils peuvent produire la récidive de la luxation; c'est ce que Rigaud (1), Terrillon (2), ont bien exposé et démontré.

Le traitement d'une luxation récente comprend: 1° les manœuvres de réduction, 2° le traitement consécutif, 3° le traitement des accidents et des complications.

Manœuvres de réduction. — La manœuvre classique comprend l'*extension*, la *contre-extension*, la *coaptation*.

L'*extension* est la traction pratiquée sur le membre luxé pour en rétablir la longueur et permettre la coaptation. La direction des tractions à pratiquer est importante à préciser; en effet Hippocrate pratiquait l'extension dans le sens suivant lequel la luxation s'était produite, c'est-à-dire en plaçant, autant que possible, le membre dans la situation où il se trouvait quand la luxation a eu lieu. Le précepte de J.-L. Petit est également bon à connaître : « Il faut que tous les muscles soient également tendus et relâcher ceux qui sont trop contractés. » Les préceptes d'A. Paré, Desault, Pott, S. Cooper, Boyer, Gerdy, sont trop complexes pour servir de guide sûr aux praticiens. Pour Malgaigne, « dans la plupart des luxations il y a une attitude dans laquelle les os chevauchent et où le membre est véritablement raccourci, ce sera une attitude souvent voisine de celle qu'affectait le membre au mo-

(1) RIGAUD, *Académie de Médecine*, 1876, et *Gazette hebdomadaire*, 15 juillet 1881.

(2) TERRILLON, Thèse d'agrégation, 1878.

ment où s'est produit le choc qui l'a luxé : or c'est dans cette position, dans laquelle le membre est raccourci, qu'il faut pratiquer l'extension. » C'est le même conseil que donnent Sedillot et Gross.

Tous ces procédés étaient théoriques ou déduits un peu de l'empirisme. Quand les recherches anatomiques furent plus précises, les causes de l'irréductibilité s'éclairèrent d'autant et le rôle des ligaments articulaires et des faisceaux de renforcement devint évident, si bien que la formule générale de l'extension est actuellement la suivante : l'extension et la rotation doivent être pratiquées de manière à soulager les bandes d'arrêt, c'est-à-dire les parties restantes de la capsule articulaire.

La *contre-extension* a pour but d'assurer l'immobilité de la région dans laquelle la luxation a eu lieu et d'empêcher les parties voisines de céder aux efforts extensifs. Le poids du corps, ou la résistance du plan sur lequel il est fixé, ou un effort du malade peuvent suffire à la contre-extension. Le plus souvent c'est avec les mains qu'un aide pratiquera cette contre-extension. Pour la hanche et pour l'épaule on se sert de lacs ou de serviettes pour mieux faire contre-poids. La direction dans laquelle l'aide contre-extenseur doit tirer, doit être en principe celle de l'axe de la cavité articulaire. Le chirurgien *extenseur*, agissant dans le même sens à l'extrémité de l'os luxé, tend à former une ligne droite avec la direction de la contre-extension pour ramener l'os déplacé dans sa cavité.

La contre-extension doit aussi prévenir tout mouvement de bascule ou de rotation. L'omoplate et le bassin sont souvent difficiles à maintenir exactement immobiles pendant les tentatives de réduction de la luxation de l'épaule ou de la hanche.

La *coaptation* constitue le troisième temps de la réduction d'une luxation. Elle s'accomplit habituellement d'une manière spontanée, sous l'influence d'une extension bien dirigée et de la contraction des muscles. La coaptation suffit même quelquefois seule à la réduction, d'une luxation de la rotule, par exemple. Dans quelques cas, ce troisième temps est combiné au premier temps, c'est-à-dire à l'extension, et le procédé du talon pour la luxation du bras dans l'aisselle, en est un exemple.

La coaptation peut porter sur l'os luxé seulement ou en même temps sur la cavité articulaire; les deux os sont alors poussés l'un contre l'autre et remis en place. Une extension très forte fait parfois obstacle à la coaptation et doit être brusquement suspendue au moment où l'opérateur le juge convenable. Nous retrouverons ce principe surtout pour les luxations de l'épaule.

Cette coaptation est favorisée par des mouvements d'abduction, d'abaissement, d'élévation, de rotation. A notre avis, leur importance peut être certainement aussi grande que celle de l'extension, et c'est de leur association avec celle-ci que se déduit la réduction méthodique de la plupart des luxations. Les chirurgiens anciens peu versés et dans l'anatomie et la physiologie articulaires normales, et dans l'anatomie et la physiologie pathologiques articulaires, n'ont pas attribué à ces mouvements complémentaires tout l'intérêt qu'ils méritaient.

Les réductions par mouvements de flexion et de rotation sont dues à Pouteau et Lacour, d'abord; puis ces mouvements ont été bien analysés par Roser, Streubel, Weber, Fischer, etc. Ces auteurs ont insisté sur les cas où la capsule articulaire a été déchirée et ne présente qu'une étroite boutonnière par laquelle la tête luxée doit passer pour rentrer dans la cavité articulaire. Les procédés de Mothe, de Desprès étaient basés sur ces considérations vers le milieu de ce siècle. A la même époque Sedillot insistait sur les procédés par bascule dans lesquels on se sert des ligaments restés intacts pour ramener la tête dans sa cavité. « De jour en jour, dit-il, la force disparaît « de la thérapeutique des luxations et les procédés « de réduction les plus employés et les plus recom- « mandables sont plus doux et plus rationnels, se « basant sur une étude consciencieuse des lésions « anatomiques et de la physiologie pathologique. » C'est sur ces mêmes principes que se sont fondées les méthodes de réduction de Kocher, de Bigelow, etc.

Les forces employées pour la réduction des luxations sont variées : la réduction à l'aide des mains seules caractérise les méthodes dites de douceur; la réduction avec les mains et les instruments caractérise les méthodes de force.

La méthode de douceur la plus douce est celle où la coaptation seule suffit à la réduction. Pour les enfants, chez lesquels les luxations se réduisent, en général, assez facilement, cette méthode est souvent employée. Dans d'autres cas, le chirurgien fait lui-même l'extension, la contre-extension et la coaptation. Le procédé de coaptation par pression, la méthode de glissement de Gerdy, d'impulsion de Malgaigne, la méthode de dégagement du même auteur, le procédé du pendule de G. Simon sont des procédés de douceur.

Mais c'est un abus de langage que d'appeler méthode de douceur ces cas où le chirurgien tire violemment soit seul, soit avec plusieurs personnes sur un membre luxé. Quand des aides sont nécessaires, tantôt ils font la contre-extension, tantôt celle-ci avec l'extension, et le chirurgien se charge de la coaptation. D'après Sedillot et F. Gross chaque aide fait une traction continue de 25 kilogrammes pendant quelques minutes, et par effort brusque une traction de 100 à 150 kilogrammes.

L'inconvénient des aides tirant avec les mains seulement, c'est évidemment de faire une traction irrégulière par secousses; on peut obvier à ce danger en invitant l'aide à agir simplement par le poids de son corps, mais il est certain qu'il vaut mieux, chaque fois que la chose est possible, employer des lacs. Ceux-ci sont faits avec des bandes, des mouchoirs, des serviettes, des draps, des alèzes pliées en cravates. Ils sont fixés sur la peau de manière à ne pas glisser. Celle-ci de plus sera recouverte d'un léger bandage ouaté pour éviter les froissements et les ecchymoses sous-cutanées (Hennequin).

Pour économiser des aides, la contre-extension est faite par des lacs assujettis, ou à des anneaux scellés dans la muraille, ou à quelque autre point fixe. La contre-extension offre ainsi une opposition constante et toujours suffisante à l'extension; il n'y a plus de secousses, ni de tiraillements douloureux; le patient n'est plus attiré alternativement, tantôt par les aides extenseurs, tantôt par les contre-extenseurs suivant que les uns ou les autres sont les plus forts.

La contraction musculaire peut apporter un sérieux obstacle à la réduction, aussi la fatigue des muscles rend-elle la coaptation facile; on a cherché à l'obtenir sans aides. Gaillard (de Poitiers), en 1863, proposa un procédé ingénieux pour l'application de cette dernière méthode. Il fixait le membre à une corde qui passait sur une poulie et allait se fixer à un poids très lourd; au bout d'une demi-heure les muscles étaient relâchés et la coaptation des plus faciles.

De la traction élastique. — C'est dans ce même but qu'elle agit. Elle supprime à la fois la douleur pour le malade et la fatigue pour le chirurgien, en même temps qu'elle facilite la réduction.

Cette méthode a été employée tout d'abord par MM. Th. Anger et Legros (1867). Dans ce procédé, on pratique l'extension avec cinq ou six tubes de caoutchouc; ces tubes sont distendus progressivement et graduellement, jusqu'à ce qu'on ait doublé leur longueur. Cette distension obtenue, il faut la maintenir; pour cela, on fixe les tubes élastiques à un anneau ou à tout autre point immobile. L'appareil ainsi appliqué doit rester en place de vingt à trente minutes, la contractilité musculaire est dès lors épuisée, les muscles sont relâchés et la coaptation devient très facile le plus souvent.

M. Bazy a modifié le procédé d'Anger de la façon suivante : tandis que dans le procédé de M. Th. Anger la réduction se fait en quelque sorte passivement, dans celui de M. Bazy (1) elle est active. Voici comment ce chirurgien conseille de procéder pour une luxation de l'épaule. Une bande mouillée est roulée depuis l'extrémité des doigts jusqu'à la partie inférieure du bras malade, où elle sert à fixer une anse formée soit par une bande, soit par une serviette. On passe dans cette anse une bande de caoutchouc que, d'autre part, on fait nouer dans un anneau fixé au mur. On passe ensuite alternativement dans l'anse et dans l'anneau la bande de caoutchouc, de façon à

(1) Bazy, *France médicale*, 1878, p. 289.

former une espèce de courroie élastique ayant cinq ou six doubles et longue d'environ 40 centimètres. Cette courroie élastique n'est pas tendue au début de l'opération. — Cela fait, le malade s'assied sur une chaise; le bras est placé horizontalement en abduction.

Un lacs contre-extenseur est passé autour du corps, et à ce lacs est fixé un des crochets d'un moufle dont l'autre crochet est fixé à un point fixe et solide quelconque. On tire alors lentement sur la corde du moufle, le malade est attiré; on repousse la chaise avec le pied, de façon que le malade reste toujours assis; la bande ou courroie de caoutchouc se tend, de sorte que le sujet se trouve pris entre deux forces également douces l'une et l'autre; de plus, celle qui agit sur le bras malade est élastique. Pendant tout ce temps, le blessé souffre peu, ou même pas du tout. On peut le faire causer pendant l'opération et réduire la luxation, en quelque sorte, sans qu'il s'en aperçoive.

Pour l'épaule, dit M. Bazy, la durée de l'opération est de quatre minutes. On peut même un peu l'abréger en plaçant un doigt dans l'aisselle du malade. On sent alors la tête quitter sa position et se porter en dehors; il suffit d'imprimer au doigt un petit mouvement en haut pour que la tête rentre dans sa cavité. On rapproche alors le malade du point où est fixée la bande ou courroie de caoutchouc qui est détachée, et le bras est placé dans une écharpe.

Dans ce procédé, l'extension se fait donc graduellement, le bras est tiré doucement, le muscle n'est pas surpris par une tension brusque, comme dans le procédé de Th. Anger. Aussi, dit M. Bazy, on n'observe pas ce sentiment de lassitude musculaire noté dans le procédé de Th. Anger. La réduction serait également plus rapide puisque, en moyenne, elle dure quatre minutes au lieu de vingt. Je pense, pour ma part, que quelle que soit l'ingéniosité de ces procédés, il sera plus simple, chaque fois qu'on le pourra, de recourir au chloroforme pour amener le relâchement musculaire.

De la réduction avec des machines. — Il y aurait de quoi faire un beau musée avec toutes les machines employées pour la réduction des luxations. Nous ne pouvons entrer dans le détail. L'arsenal d'Hippocrate se composait du pilon, l'échelle, l'ambé ou levier, le banc. Le « glonocome » de Galien n'était qu'un perfectionnement du banc d'Hippocrate ; citons au hasard le « triparte » d'Apellion, la machine de l'artisan, le cabestan de Guillaume de Salicet, le garrot de Guy de Chauliac, les vis de Gersdorf et de Lamzwerde, les moufles d'A. Paré, sa manivelle du tiroir, la machine de Vitruve, le « polyspastium » de Heister, le réducteur de J.-L. Petit, la machine de Ravaton, de Hagen, de Freke, etc. Plus récemment, les machines les plus connues sont celles de Schneider-Mennel, la moufle avec dynamomètre de Sedillot, l'instrument à détente de Charrière, la pince de A. Nélaton, le réducteur mécanique de Mayer, l'appareil de Briguel (d'Épinal), l'ajusteur de Jarvis, l'appareil de Foucault, de Nanterre, celui de F. Martin, l'ambi de Dauvergne, l'appareil de Charrière, de Mathieu, de Robert et Collin : on trouvera, dans l'article de Sedillot et F. Gross la description de toutes ces machines de réduction.

Celles-ci, employées à l'aveugle, sont évidemment dangereuses, les moufles surtout, dont chaque partie isolée double la force de celui qui s'en sert. Ainsi, un aide qui tire sur une moufle de quatre poulies a la force de huit aides. Toutes ces machines, employées avec modération, ont rendu de grands services, et c'est à tort que Desault, Boyer, Dupuytren, Roux, Lisfranc, en proscrivaient l'emploi. Il est vrai qu'à cette époque on n'employait pas le dynamomètre pour mesurer la force employée.

Dans les différents appareils employés les moufles ont un inconvénient : c'est de permettre des variations brusques dans la force déployée.

L'appareil de Hennequin permet à un seul aide de dépenser une force minime et d'exercer une traction continue régulièrement croissante sans secousse, ni recul. D'ailleurs, pour des luxations récentes, il n'est presque jamais indiqué de recourir à l'emploi de ces machines qui ne sont guère utilisées que pour les luxations anciennes. Si les procédés indiqués plus haut ne réussissaient pas, il faudrait en conclure que la luxation est complexe, c'est-à-dire transformée par des manœuvres intempestives de réduction, et songer à la nécessité d'une intervention sanglante. Cependant nous pûmes réduire, avec M. Hennequin, à Lariboisière, à l'aide de son appareil, une luxation sous-glénoïdienne de l'épaule, transformée, et qui avait résisté aux procédés ordinaires de réduction.

A titre de pure curiosité, signalons des moyens auxiliaires recommandés jadis pour réduire une luxation : l'amaigrissement du sujet Hippocrate), les manipulations, les saignées, les émollients (Guillaume de Salicet, A. Paré), ont pendant longtemps été en honneur. L'ivresse (Percy, Boyer, Laroche), l'opium, la morphine, le soufflet, la provocation de l'indignation chez le sujet (Dupuytren, Boyer), la peur, sont autant de procédés qui sont disparus et avantageusement remplacés par le chloroforme, comme je l'ai dit plus haut. Celui-ci est actuellement de règle chez les sujets très musclés et surtout pour les luxations anciennes, après plusieurs tentatives infructueuses pratiquées à l'état de veille. Depuis Sedillot, tous les chirurgiens ont recours maintenant à l'emploi du chloroforme, de l'éther ou du bromure d'éthyle.

La réduction s'annonce et se reconnaît au bruit de retour de l'os, à la diminution de la douleur, au rétablissement des formes, de la longueur et de la direction normale du membre, de la mobilité, des fonctions.

Or tout n'est pas fini au point de vue thérapeutique quand une luxation est réduite, il existe en effet un traitement consécutif important à faire suivre par le malade. Il faut tout d'abord s'occuper du maintien de la luxation : or la meilleure position à donner à l'os luxé après la réduction est en général celle opposée au sens du déplacement (Sedillot). Quant à la durée de l'immobilisation, elle sera moins longue que celle recommandée par les anciens chirurgiens.

Il faudra se hâter de lutter par les mouvements et le massage contre l'atrophie et les raideurs. C'est là un fait très important.

Pour le membre supérieur et surtout pour l'épaule, j'ai, pour ma part, renoncé complètement à l'immobilisation ; je commence le massage et les mouvements dès le premier jour. J'ai eu récemment un résultat remarquable dans une luxation de l'épaule. Les anciens appareils de contention n'ont donc plus actuellement que peu d'utilité.

Accidents de la réduction. — Nous ne pouvons que les citer, à titre préventif et à titre curatif. Ce sont les contusions et les excoriations de la peau, les fractures, les épanchements sanguins, les ruptures d'artères, de veines, des nerfs adhérents aux ligaments et aux os, l'emphysème sous-cutané, l'arrachement du membre; tels sont les accidents primitifs. On les observe surtout en faisant usage de machines. Parmi les accidents consécutifs il faut citer les eschares des téguments, les abcès superficiels et profonds, l'arthrite, la suppuration intra-articulaire, la gangrène. Tous ces accidents s'expliquent facilement et nous croyons ne pas devoir insister plus longuement sur eux, renvoyant pour plus de détails anatomiques et pathogéniques à la thèse d'agrégation de M. A. H. Marchand. Ce dernier auteur cite enfin parmi les accidents rares des hémiplégies et la mort subite par syncope.

Il est facile aujourd'hui d'éviter ces accidents. La chloroformisation, qui facilite les tractions, le perfectionnement dans les procédés de réduction et l'abandon des machines, ont certes rendu ces accidents beaucoup moins fréquents. Avec l'arthrotomie précoce dans le cas de luxation, sinon irréductible, du moins très difficile et dangereuse à réduire par de violentes manœuvres externes, chez des vieillards athéromateux par exemple, on diminue encore de beaucoup la fréquence de ces accidents. Les observations montrent d'ailleurs qu'il faut imputer ces accidents surtout à un manque de prudence de la part du chirurgien, à un manque d'ordre dans sa manière de commander ses aides et parfois aussi dans la prédisposition du malade, chez lequel des tissus mous, des muscles affaiblis, des artères athéromateuses ou adhérentes, prédisposent à ces complications.

Il est des cas, comme nous le verrons, dans lesquels la *réduction est incomplète*, la tête humérale par exemple paraît occuper sa place normale sans être rentrée dans sa cavité. Dans certains cas la réduction incomplète tient à l'interposition d'un simple lambeau de ligament. Lisfranc, Desault, Panas, ont insisté sur ce point. Mais c'est surtout dans les luxations anciennes que la réduction incomplète s'observe et paraît tenir à de nouvelles brides fibreuses, au plissement de la capsule et à des déformations des cavités ou des extrémités articulaires. Si la réduction est parfois assez difficile à constater, le diagnostic d'une réduction incomplète présente encore plus d'obstacles. Il est de ces cas, en effet, en présence desquels on reste perplexe, les mouvements ne paraissant pas complètement normaux. Un examen approfondi, même sous le chloroforme, tranchera assez souvent la question qui ne doit pas rester pendante, une luxation devant être réduite ou bien non réduite si par tempérament chirurgical on préfère dans certains cas une néarthrose. Mais si malgré une réduction apparente les mouvements sont limités et paraissent entravés par un obstacle intra-articulaire, à notre avis il faut répéter les tentatives de réduction ou intervenir par l'arthrotomie.

Signalons encore la transformation d'une variété de luxation en une autre variété; le fait est fréquent à la hanche, mais on peut l'observer aussi à l'épaule. Il faut alors changer le procédé de réduction.

Quant aux *récidives*, elles peuvent se reproduire immédiatement après la réduction ou quelque temps après d'une manière brusque ou successive. Dans les réductions incomplètes les récidives sont fréquentes. Après les réductions complètes les récidives sont plus rares. Boyer admettait dans ces cas un vice de conformation de la cavité de réception ou une fracture d'un rebord osseux articulaire (glénoïdien ou cotyloïdien). Broca et Hartmann ont bien étudié cette variété si intéressante de luxation de l'épaule autrefois désignée sous le nom de luxation incomplète et ils expliquent ces récidives par le descellement du périoste. Les déchirures et les arrachements ligamenteux et capsulaires ont également leur importance pour expliquer ces récidives. Les mouvements intempestifs, les épanchements intra-articulaires, la paralysie musculaire et dans les luxations anciennes non réduites les déformations des surfaces articulaires, sont autant de causes de récidive. Quoi qu'il en soit, les exemples de luxations récidivantes sont nombreux et parfois bien curieux. A. Petit réduisit cinq fois en une semaine une luxation de la mâchoire inférieure. Dupuytren cite l'observation d'un étudiant qui se luxa l'humérus plus de cent fois, etc. La mâchoire, l'épaule, la rotule sont les os qui présentent le plus souvent ces luxations récidivantes. Quelquefois ces récidives sont volontaires et se produisent par contraction musculaire dans une position donnée.

Du traitement en général des luxations dites anciennes.

Une luxation ancienne n'est pas toujours irréductible, et une luxation irréductible n'est pas toujours ancienne, pourrait-on dire. Aussi, il est difficile de préciser exactement le moment où une luxation doit être dite ancienne; une luxation datant de quelques semaines à peine sera relativement ancienne si elle appartient à une variété normalement difficile à réduire; tandis qu'une luxation, quoique datant de quelques semaines, sera facile à réduire, et il ne paraît pas exact de lui donner l'épithète d'ancienne. Cliniquement, il est donc difficile de préciser; mais, anatomiquement, une luxation peut être dite ancienne lorsque les tissus contus et déchirés sont guéris, et que les douleurs primitives ont disparu. Or, pour que cette guérison soit effectuée, il faut une moyenne de trois semaines. En général, au bout d'un mois, une luxation peut être dite ancienne (Sedillot et F. Gross).

Il y a une distinction, d'autre part, à établir entre une luxation ancienne et une luxation irréductible. Répétons-le, une luxation ancienne n'est pas par cela même irréductible; il n'y a irréductibilité que s'il y a impossibilité anatomique de réduire. En effet, tant qu'il n'y a pas de lésions anatomiques prononcées, telles que déformation ou disparition des surfaces articulaires osseuses, ankylose soit périphérique, soit osseuse, on peut noter des difficultés de réduction; mais la réduction est encore possible, et, comme le fait remarquer Perdriat (1), cette distinction est importante, *car tant qu'il n'y a pas impossibilité anatomique, on peut espérer réduire.* Par irréductible il faut entendre toute luxation réfractaire aux moyens de réduction non sanglants, lorsque les méthodes réductrices reconnues efficaces ont été été appliquées sous le chloroforme par une main expérimentée.

En résumé, le terme « luxation ancienne » a été introduit en nosologie à l'époque où l'on supposait que l'ancienneté d'une luxation impliquait fatalement

(1) *Etude sur l'arthrotomie dans les luxations anciennes ou irréductibles*, Thèse Paris, 1892.

son irréductibilité : aujourd'hui on sait qu'il n'en est rien ; que parmi les luxations anciennes, il en est qui se comportent comme des luxations récentes, ou du moins qui se réduisent sans intervention sanglante, et que les autres sont irréductibles. Il en résulte que le terme « luxation ancienne » ne peut être considéré comme synonyme d'irréductible. Chacun de ces mots a une signification thérapeutique bien distincte (1).

Du traitement en général des luxations dites irréductibles.

Nous avons dit, à propos de l'historique, qu'il n'y a plus maintenant de luxation irréductible, au sens thérapeutique du mot ; l'arthrotomie, sans toujours assurément rendre les mouvements à l'articulation lésée, permet toujours de donner au fonctionnement du membre son maximum d'utilité. Nous pensons que, dans bien des cas, il y a tout intérêt à faire cette arthrotomie plutôt qu'à perfectionner une néarthrose, sauf évidemment quand le temps a permis aux surfaces articulaires de se déformer. Et encore la chirurgie articulaire modelante n'a pas encore donné tout ce qu'on peut en espérer.

Quoi qu'il en soit, quel est le moment où survient l'irréductibilité par les moyens ordinaires de réduction non sanglants ? La question a son importance, car, par des tentatives intempestives de réduction, il ne faut pas provoquer des désordres plus graves que la luxation elle-même.

(1) Picqué, *Rapport à la Société de Chirurgie*, 1895. Discussion.

Écoutons tout d'abord les maîtres en chirurgie : « En général, je pense que, quand l'accident remonte à plus de quatre à cinq mois, qu'il y a des raideurs plus ou moins considérables dues à des adhérences nombreuses et solides, quand aussi, comme nous le démontre l'anatomie pathologique, la cavité articulaire a dû disparaître comme après cinq, six et sept mois, il est rarement prudent et encore moins utile de faire des tentatives de réduction » (Velpeau). A. Richet fut du même avis. Pour Chassaignac, il n'y a pas de règle absolue à ce sujet. « On ne peut, dit-il, fixer à quatre mois l'âge des luxations à ne pas réduire, car j'ai obtenu, au bout de six mois et plus, des réductions exemptes de tout accident..... Il faut essayer, à travers les muscles, de s'enquérir de la déformation des surfaces articulaires. Si celle-ci est très marquée, il ne faut pas insister. Quant aux résistances fibreuses, elles ont moins d'importance. »

La plupart des auteurs s'accordent à reconnaître que la luxation des ginglymes est plus rapidement irréductible que celle des énarthroses, — et, si la luxation a déterminé une néarthrose avec possibilité d'une mobilité assez étendue, il serait peu prudent de vouloir réduire et de risquer d'aggraver l'état du malade. — Le degré du déplacement, c'est-à-dire la variété de luxation, a son importance dans la question de l'irréductibilité. Il faut aussi tenir compte des fractures concomitantes.

Chez les jeunes sujets, les surfaces articulaires se déforment plus rapidement que chez l'adulte, et les néarthroses se perfectionnent très vite. Chez l'homme âgé, en puissance de la diathèse rhumatismale, l'arthrite sèche vient compliquer souvent les déformations articulaires. En effet, les surfaces articulaires chez certains sujets se hérissent d'aspérités, et nous rentrons dans le cas de la réduction des luxations compliquées de fractures intra-articulaires où le cal devient un obstacle à la réduction.

C'est donc l'anatomie pathologique qui établit quelles sont les causes de l'irréductibilité des luxations. Les anciens chirurgiens croyaient que le principal obstacle venait de la contraction musculaire, et la découverte de l'anesthésie avait fait espérer, un moment, qu'on allait pouvoir réduire les luxations les plus invétérées. Mais l'anesthésie démontra que, dans les vieilles luxations, les muscles sont plus souvent rétractés que contractés. Le recroquevillement et le retrait de la capsule articulaire sont à l'épaule et à la hanche une des causes principales de l'irréductibilité. Lisfranc, Thore, Parmentier, Demeaux, Bourgeois, Ollier, Thomas (de Tours), et, surtout dans ses dernières années Ch. Nélaton, en rapportèrent de nombreux exemples probants.

Des ténotomies et des myotomies sous-cutanées. — L'anatomie pathologique ayant montré l'existence de rétractions musculaires, de l'interposition des ligaments, la formation de brides fibreuses nouvelles, on fut bien vite tenté de faire des débridements sous-cutanés. C'est ainsi que Weinhold, B. Bell, Dieffenbach, G. Simon, ont pu réduire des luxations anciennes par la section des muscles rétractés. Desault, en 1791, fut le premier chirurgien qui tenta une ténotomie à ciel ouvert; mais, malgré le succès qui couronna sa tentative hardie, cette méthode fut vite oubliée à cause de ses dangers. En 1819, Weinhold, n'osant pas renouveler l'opération de Desault, se contenta d'une section sous-cutanée du tendon du grand pectoral, pour faciliter la réduction d'une luxation de l'épaule.

Diffenbach suivit cette voie et intervint plus largement; il sectionna le grand pectoral, le grand dorsal, le grand rond, le petit rond, il entama même les ligaments, et il put guérir son malade. B. Bell, Gerdy, Maisonneuve, J. Guérin, B. Bell, Blandin, Vidal de Cassis, Malgaigne, Thiau, Paquet, employèrent souvent cette méthode avec plus ou moins de succès. G. Simon, en 1850, fit des séances successives de sections sous-cutanées. Il en fit jusqu'à soixante-dix, à des intervalles assez rapprochés pour obtenir une réduction de l'épaule. Sedillot se prononça en faveur de cette méthode. Mais le procédé retomba dans l'oubli jusqu'en 1882, époque à laquelle M. Polaillon et son élève Meillière rapportèrent quelques nouveaux succès.

Quelle est la valeur de cette méthode, et pourquoi est-elle aujourd'hui peu suivie? C'est que l'anatomie pathologique a montré l'importance et l'étendue des obstacles capsulaires, et cette méthode est incertaine et hasardeuse; on agit en aveugle avec le ténotome, on coupe tout ce qui entoure l'extrémité luxée sans savoir au juste les tissus qui résistent. Ainsi que le fait remarquer Perdriat, il est impossible de déterminer avant l'opération et à travers les téguments intacts quels sont les véritables obstacles, et on ne serait autorisé à tenter cette opération qu'autant qu'un examen attentif aurait permis de constater la présence d'une bride fibreuse étroite, unique, facilement accessible, bien nettement dessinée sous la peau, et qui paraîtrait être le seul obstacle à la réduction. Sauf ce cas, qui se présentera bien rarement, le procédé des débridements sous-cutanés doit être rejeté, parce que l'on ne sait pas ce que l'on coupe, et l'on peut sectionner des organes importants : nerfs, artères, veinules, etc. D'autre part si les brides sont multiples, les débridements seraient nécessairement parfois considérables.

Les surfaces articulaires peuvent être également très déformées; c'est donc, à quelques rares exceptions près, « une méthode inutile ou dangereuse » (Ricard). Après l'avoir préconisée fortement D. Mollière lui-même, en 1886, lui préféra l'arthrotomie. Au résumé, c'est une méthode de transition bien inférieure à l'arthrotomie, et que condamne, en outre, l'anatomie pathologique.

De l'arthrotomie à ciel ouvert. — Il n'est pas besoin de remonter à une époque bien éloignée de nous pour voir les chirurgiens, en présence d'une luxation reconnue irréductible, recommander l'expectation et quelques mouvements destinés à aider le travail de la nature, c'est-à dire à perfectionner la néarthrose.

Quelques-uns, plus hardis, comme B. Bell, Gerdy, Blandin, Maisonneuve, J. Guérin, G. Simon, avaient conseillé et parfois exécuté des ténotomies et des sections ligamenteuses; mais malgré les succès obtenus par quelques-uns, les accidents qui suivaient ces interventions hardies pour l'époque étaient tels que ces chirurgiens trouvaient peu d'imitateurs.

Mais dès que l'antisepsie devint monnaie courante, les timides sections sous-cutanées firent place à l'arthrotomie à ciel ouvert, pratiquée déjà par Desault, Dupuytren, Frank, et qui devait devenir un moyen efficace et bénin d'aller au-devant des obstacles multiples à la réduction. En 1871 Lucke, en 1886 Volkmann, Esmark, Dolbeau, Verneuil, Paquet, Tillaux, Langenbeck, Volkmann, Ollier, Burckhardt,

Thiersh, Albert, Poncet, Schœnborn, Watson, Lister, Gould, Thomas, Annandale, Ch. Nélaton, Quénu, Nicoladoni, Kocher, Ricard, etc., apportèrent de nombreux faits à l'appui des bons résultats que peut donner l'arthrotomie. De plus cette question intéressante fut discutée et bien exposée, en France, au 2e Congrès de chirurgie de 1886 et encore tout récemment à la Société de chirurgie.

Les indications de l'intervention sont tirées de l'étude des lésions et dans le cas d'irréductibilité pour luxation récente et dans les cas d'irréductibilité pour luxation ancienne. Assurément Malgaigne, Astley Cooper, Niell, Lafaurie (dont la thèse est un véritable plaidoyer en faveur de la non-intervention), ont cité des exemples dans lesquels, au bout d'un certain temps, les mouvements avaient recouvré une étendue suffisante.

Mais à côté de ces rares succès, que de malheureux succombent à des manœuvres dites de douceur ou de force! Que d'invalides, quand la luxation n'a pas été réduite et que l'on a donné aux brides fibreuses et aux rétractions musculaires le temps de se former! Cette néarthrose « providentielle » est bien défectueuse à la hanche.

Mais l'arthrotomie ne saurait être pratiquée dans tous les cas et comme contre-indications, il faut mentionner : 1° la présence d'une néarthrose ou d'une ankylose qui permet au membre une liberté suffisante pour le libre exercice de la profession du malade ; 2° l'âge avancé du malade ; 3° des troubles trophiques prononcés ; 4° des tares pathologiques anciennes.

De la résection. — Avant l'ère antiseptique, les résections faites par Textor en 1823, par Emmet en

1847 pour des luxations du coude, par Evans pour une luxation irréductible du pouce, et par d'autres chirurgiens pour différentes luxations, avaient attiré à leurs auteurs ce bref, mais sévère jugement de Malgaigne, en 1855 : « A aucun prix, je ne voudrais m'y soumettre; c'est assez dire que je la repousse à cause des accidents causés par la suppuration. »

Peu à peu la pratique de l'arthrotomie aseptique y a ramené les chirurgiens. Lorsqu'au cours d'une arthrotomie la réduction devenait impossible, beaucoup eurent recours en dernier lieu à la résection. C'est ainsi que Volkmann, en 1877, n'hésita pas à ouvrir la hanche dans un cas de luxation iliaque, pour essayer de réduire à ciel ouvert; mais il finit par être obligé de réséquer la tête fémorale. Mac Cormack finit également son intervention par la résection.

M. Ch. Nélaton a eu raison de dire que la résection n'est plus qu'un *pis-aller* au cours d'une opération d'arthrotomie et qu'elle ne doit plus être faite de propos délibéré. Dans les cas cependant dans lesquels il sera possible de faire une *résection modelante*, comme à la hanche, par exemple, l'intervention est indiquée. Mais la reconstitution de la cavité de réception n'est pas toujours chose facile et les résultats, malgré les brillants succès récents de de M. A. Ricard, peuvent être encore considérés comme aléatoires; cette intervention ne paraît indiquée que si les résultats fonctionnels de la néarthrose sont nuls.

Les luxations irréductibles seront, dans quelques cas, justiciables de l'*ostéotomie* ou de l'*ostéoclasie*. A l'épaule, l'ostéotomie du col chirurgical a donné de bons résultats à Mears. Nous verrons que M. Desprès a également conseillé la fracture du col chirurgical pour remédier à la luxation irréductible de l'épaule. Au coude l'ostéotomie de l'olécrâne a été faite avec succès (Pingaud). C'est à la hanche que l'ostéotomie a donné de bons résultats à Verneuil, Bouilly, Mac-Ewen, Wahl, Koch, Jalaguier, etc.

Il n'y a plus évidemment à parler maintenant de l'amputation pour les luxations irréductibles, sans autres complications que l'impotence fonctionnelle.

Dans un excellent article sur les luxations irréductibles, Poinsot (1), en 1883, concluait ainsi :

Au point de vue de l'opportunité de l'intervention opératoire, les luxations irréductibles doivent être divisées en : récentes, intermédiaires et anciennes.

1° L'intervention opératoire directe doit être rejetée dans les *luxations récentes :* une exception doit être faite pour la section du tendon d'Achille dans la luxation du cou-de pied et aussi la section des ligaments latéraux dans les luxations du pouce.

2° Dans les *luxations intermédiaires*, les sections sous-cutanées constituent le premier procédé à employer. L'arthrotomie serait réservée aux cas où la situation vicieuse de l'os exposerait à des accidents de compression, rendant absolue l'impotence du membre et menaçant sa vitalité, comme il arrive dans certaines luxations de l'épaule et du genou et aussi dans les luxations des doigts gênant énormément l'usage de la main.

3° Pour les *luxations anciennes*, dans lesquelles les sections sous-cutanées échouent, l'arthrotomie, avec ou sans résection conviendrait pour les articulations ginglymoïdales comme celles du coude, du genou et

(1) POINSOT, *Revue de chirurgie*, août 1883.

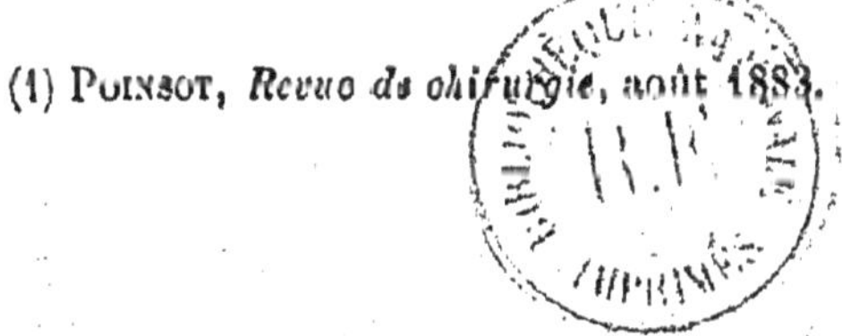

du cou-de-pied et aussi pour les articulations des doigts. Pour les autres articulations énarthrodiales (mâchoire, épaule, hanche), l'ostéotomie serait préférable.

Si nous donnons ces conclusions, c'est pour montrer combien la question a marché depuis 1883. La première conclusion est vraie d'une façon générale, mais il est des luxations récentes dans lesquelles il faut intervenir. Civel a eu raison, ainsi que je l'ai dit dernièrement à la Société de chirurgie, d'intervenir au vingtième jour pour une luxation du coude.

Pour la deuxième conclusion je ne reviens pas sur les sections sous-cutanées, quant à l'arthrotomie on l'envisageait à tort il y a 10 ans comme répondant à des indications exceptionnelles.

Pour les luxations anciennes, je n'admets pas la préférence de l'auteur pour l'ostéotomie surtout à l'épaule. J'y reviendrai plus loin.

J'admets plus volontiers les conclusions de Perdriat. Avec cet auteur, on peut actuellement conclure de l'arthrotomie pour luxations irréductibles récentes ou anciennes que c'est une opération bénigne. C'est la méthode de choix, elle doit être préférée à la ténotomie sous-cutanée, qui est aveugle et dangereuse. Pour les luxations irréductibles récentes, ce n'est que si l'arthrotomie est impuissante qu'il faudra avoir recours à la résection.

Concluons : dans les luxations anciennes, il faudra donc renouveler d'abord sous le chloroforme les procédés de douceur, puis les procédés de force employés avec modération. Après échec de ces divers moyens, il faudra avoir recours à l'arthrotomie, qui devient la méthode de choix s'il n'y a pas de contre-indications.

Puis, si la réduction ne peut être obtenue à ciel

ouvert par l'arthrotomie, on fera la résection, suivie de la reconstitution du cotyle, si l'on a affaire à une luxation de la hanche, ou la résection pure et simple dans tous les autres cas.

Traitement des luxations compliquées. — Quand la *luxation est compliquée de fracture*, de tout temps on a cherché à réduire en même temps les deux lésions. Guy de Chauliac, un des premiers, ne chercha à réduire la luxation qu'après la consolidation de la fracture. Mais Boyer et A. Cooper rejetèrent cette méthode, parce que, suivant eux, elle exposerait à rompre le cal et à reproduire la fracture. Nous discuterons la méthode à suivre surtout à propos des luxations de l'épaule compliquées de fractures de la tête des cols anatomique ou chirurgical de l'humérus.

La question ne se présente plus de la même façon s'il s'agit d'une fracture partielle; celle-ci, en effet, n'empêchera pas le plus souvent la réduction, à moins que le fragment osseux n'aille s'interposer entre les surfaces articulaires. Mais, s'il s'agit d'une tubérosité articulaire, celle-ci se consolide soit par un cal osseux, soit par un cal fibreux. Il faut placer les fragments osseux dans les meilleures conditions de coaptation.

Quand la luxation est compliquée de lésions vasculaires, il faut inciser et aller lier les deux bouts du vaisseau rompu. *C'est une règle qui ne souffre aucune exception.*

Si la luxation est compliquée de compression nerveuse, il se produit ultérieurement des phénomènes de névrite qu'il est difficile de traiter efficacement, il faut bien le reconnaître. Dans les cas où cette névrite serait due à une compression par un cal d'une fracture concomitante, il faudrait inciser les parties molles, réséquer le cal, ou enlever le fragment osseux compresseur, comme je l'ai vu faire récemment par Périer pour la clavicule et comme l'un de nous l'a fait récemment aussi pour le même os fracturé (1).

Quand la luxation est compliquée de plaie pénétrante articulaire, dans l'état actuel de la science, il faut réduire et traiter la plaie articulaire antiseptiquement, comme s'il n'y avait pas de luxation. Des débridements nécessaires et variant suivant la variété de lésion, seront faits pour opérer la réduction.

Quant à la résection, elle est exceptionnelle pour les énarthroses; mais, pour certaines extrémités osseuses telles que le coude, elle est parfois nécessaire. L'extraction de l'os luxé, d'un os court tel que l'astragale, est souvent le seul moyen de rendre aux parties une forme suffisante pour le rétablissement des mouvements.

L'amputation sera la dernière ressource des luxations compliquées; on y aura recours à la dernière extrémité dans ces cas où il y a plutôt broiement articulaire, c'est à-dire fracture, lésions vasculaires et nerveuses, etc.

Dans ces dernières années, les luxations récidivantes ont été traitées par la capsulorrhaphie, et, dans quelques cas, par arthrodèse. Ce mode de traitement a de bien grands avantages sur les divers appareils employés jusqu'à maintenant. D'une manière générale, ces opérations nouvelles ne doivent être pratiquées que si les troubles fonctionnels, par leur gravité, justifient toute intervention sanglante.

(1) Mauclaire, Fracture esquilleuse de la clavicule, compression du plexus brachial. Esquillectomie, suture osseuse, guérison. Congrès de chirurgie, 1894.

Nous reviendrons plus loin sur cette opération à propos des déformations articulaires acquises.

Traitement des luxations spontanées. — Les généralités thérapeutiques seront courtes pour cette variété de luxation. On tentera ici la réduction, s'il s'agit d'une luxation survenue au cours d'une hydarthrose aiguë, d'une arthrite suppurée, etc.

S'il s'agit d'une luxation spontanée par contracture ou paralysie musculaire, l'électricité, l'extension continue, l'arthrodèse dans certains cas trouveront leur application et nous discuterons ces méthodes en temps et lieu. Une immobilisation dans une bonne position sera souvent le traitement préventif d'une luxation spontanée consécutive à une lésion des extrémités osseuses ; il faudra traiter celles-ci et pratiquer en même temps l'extension continue. Quand la luxation reste permanente et irréductible, des résections et des ostéotomies rendront parfois la difformité moins marquée et moins gênante. Ce traitement curatif sera étudié plus loin pour chaque articulation.

Le *traitement des luxations congénitales* sera exposé à propos du traitement des déformations congénitales des articulations.

DES LUXATIONS EN PARTICULIER

Luxations de la mâchoire inférieure.

Si nous commencions d'emblée l'étude du traitement de cette variété de luxation, notre description présenterait bien des points obscurs : c'est pourquoi il nous paraît absolument indispensable de dire ce qui, de l'étiologie et du mécanisme, est important à savoir au point de vue thérapeutique.

Tout d'abord dans un mouvement d'abaissement physiologique très étendu jusqu'où s'avance le condyle du maxillaire inférieur? La réponse varie avec les auteurs, comme il est facile de s'en assurer.

Quoi qu'il en soit, quand il y a luxation en avant, le condyle passe au-dessous de la racine transverse de la zygomatique et remonte plus ou moins loin en avant d'elle. Par son versant postérieur le condyle maxillaire se met en contact sur le plan incliné ascendant préglénoïdien du condyle temporal (A. Richet), le contact est donc assez étendu et sur une assez grande surface osseuse. Des saillies osseuses péri-articulaires, il faut savoir que l'apophyse coronoïde est abaissée et portée en avant, nous verrons plus loin jusqu'où. — Les ligaments postérieurs stylo- et sphéno-maxillaires sont tendus par le mouvement d'abaissement et de prépulsion de la mâchoire. La synoviale, parfois intacte (A. Nélaton, Périer), est le plus souvent déchirée en avant et en bas.

La cause de la non-réduction spontanée, qu'on appelle à tort l'irréductibilité dans quelques classiques, c'est l'adaptation assez intime du versant postérieur au condyle maxillaire avec le versant antérieur du condyle temporal. D'autre part, la contraction physiologique des deux ptérygoïdiens interne et externe

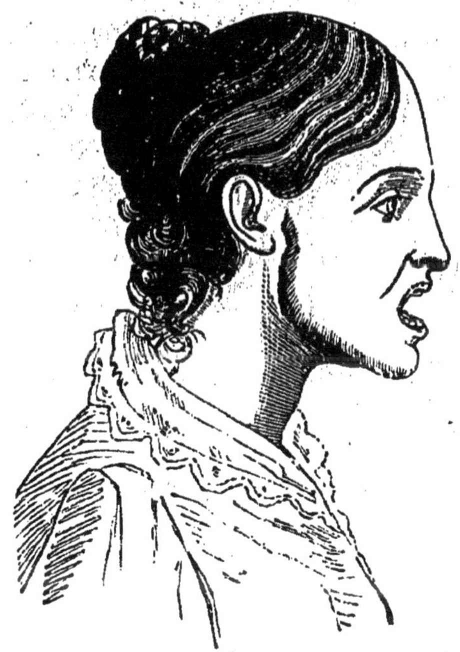

Fig. 12. — Luxation de la mâchoire. Attitude du malade.

attire directement en haut le maxillaire et rend encore plus intime le contact des surfaces osseuses anormalement en rapport.

« La seule différence entre le déplacement patho-
« logique et le mouvement physiologique réside dans
« ce fait que le condyle luxé est adossé directement
« à la racine tranverse sans interposition du ménisque,
« ce dernier est resté en arrière du condyle qui, dé-

« chirant la capsule au-dessous de lui s'est porté en « avant » (Ch. Nélaton).

La luxation une fois produite, outre l'accrochement prézygomatique du condyle maxillaire, plusieurs causes ont été en outre indiquées pour expliquer la non-réduction spontanée ; ce sont les suivantes :

1° *Accrochement de la coronoïde.* — Fabrice d'Aquapendente, Hunauld et surtout A. Nélaton, ont admis que l'apophyse coronoïde allait s'accrocher en avant du bord inférieur de l'os malaire, un peu en dedans d'un tubercule que celui-ci présente en son milieu. Mais cette théorie n'est pas applicable à tous les cas. Car, dit le professeur Farabeuf, la hauteur et la convexité antérieure du sommet coronoïdien sont très variables; ce sommet peut ne pas atteindre le niveau du bord inférieur de l'os malaire, comme il peut remonter à trois centimètres plus haut dans la fosse temporale.

2° *Arc-boutement de la coronoïde ou contact rétro-malaire.* — Ce titre explique suffisamment la théorie soutenue par Morro et A. Nélaton.

3° *Antagonisme entre les forces musculaires et les résistances ligamenteuses* (Farabeuf). — A l'état normal, c'est-à-dire chez le vivant, les ligaments ne sont pas aussi passifs qu'on le croit. Ainsi les muscles, en avant, trouvent dans les ligaments postérieurs une résistance qui contrebalance la leur, ce qui a pour effet d'appuyer d'autant le condyle contre son lieu de déplacement.

4° *Obstacle méniscoïdal.* — D'après Mathieu le condyle ne peut rentrer en place parce qu'il bute contre le bord antérieur du ménisque qui ne l'a pas suivi dans son déplacement.

5° *Contraction physiologique des ptérygoïdiens.* — Les

fibres postérieures de ces muscles passent en arrière du condyle, d'où la fixité de celui-ci dans son déplacement (J.-L. Petit, Tillaux). Cette théorie est insuffisante, car elle n'explique pas suffisamment les difficultés de la réduction.

Toutes ces théories ont assurément leur application pour quelques cas particuliers. Malgré leur diversité,

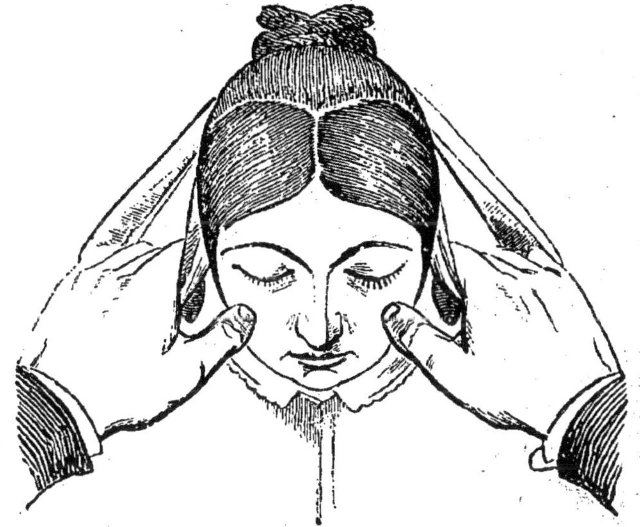

Fig. 13. — Luxation bilatérale de la mâchoire. Manœuvres de réduction en prenant un point d'appui postérieur.

elles indiquent toutes la même méthode de réduction : Pour la luxation bilatérale, le chirurgien se placera devant le malade, il doit abaisser la mâchoire en pesant sur elle, puis, la pulpe de ses deux pouces étant alors placée sur les grosses molaires, il doit pousser comme dans le mouvement qui consiste à pousser un tiroir (Léo) (1). Au lieu de presser sur les molaires pour abaisser, on peut, pour éviter d'être mordu, porter les deux pouces sur le bord an-

(1) Léo. *Gazette méd. de Paris*, 1856, page 351.

térieur et sur la base des apophyses coronoïdes. (Tillaux.) Mais il faut, ainsi que Tillaux le fait remarquer, réduire successivement, et non simultanément, les deux condyles. J'ai réussi ainsi dans un cas difficile à l'Hôtel-Dieu.

A. Nélaton et M. Farabeuf (1) recommandent d'exagérer d'abord légèrement la béance de la bouche pour faire cesser le contact rétro-malaire, s'il existe, ou pour relâcher les ligaments postérieurs. Cela facilite l'abaissement.

Si la luxation est unilatérale, le procédé de réduction est le même. Il ne faut pas avoir peur de presser tout d'abord fortement, avant de rétropulser.

Les procédés de réduction par le soufflet, le coup de poing sur le menton, etc., sont dignes des rebouteurs et non des chirurgiens.

Citons un procédé que nous avons trouvé recommandé par quelques auteurs : il consiste à placer un corps solide résistant au niveau des molaires, et à faire basculer sur ce point d'appui toute la mâchoire inférieure, dont la moitié antérieure, en s'élevant, dégage et abaisserait la moitié postérieure, c'est-à-dire le condyle.

M. Girin (2) a conseillé de se placer derrière le malade, d'introduire la région métacarpienne de son pouce entre les arcades dentaires du côté luxé, si la luxation est unilatérale, ou des deux, si elle est double. Dans cette situation, il faut d'abord peser sur les molaires, puis repousser la mâchoire en arrière. Dans ce procédé on aurait plus de force. Le professeur Verneuil (3) recommande de faire croire aux

(1) Farabeuf, *Société de Chirurgie*, t. XII, p. 742.
(2) Girin, *Bulletin général de thérapeutique*, 1889.
(3) Verneuil, *Société de Chirurgie*, 1865, 15 novembre.

malades qu'on veut seulement les examiner. Ils ouvrent alors la bouche de leur mieux, et n'opposent aucune résistance instinctive.

Aussitôt après la réduction, il faut fixer la mâchoire avec soin par un bandage en fronde, car il faut se rappeler que la récidive immédiate est assez fréquente.

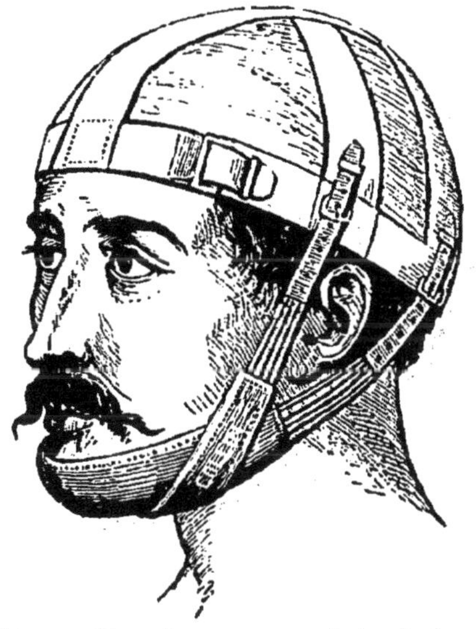

Fig. 13 *bis*. — Fronde pour maintenir la réduction.

Pour les *luxations anciennes*, il faudra toujours tenter la réduction jusqu'à cent trente jours, puisqu'une luxation ancienne de cette date a été réduite par Gosselin et Michon (1). Mais les pinces de Junk, May (2), Atti, Stromeyer, etc., seraient nécessaires pour lutter contre la rétraction capsulaire et les déformations osseuses articulaires.

Dans quelques cas rares, la réduction n'est pas

(1) *Moniteur des hôpitaux*, t. II, p. 354.
(2) May, *Britisch Med. J.*, 4 mars 1876.

complète. Dans l'observation de M. Perier (1), c'est à un ménisque, qui faisait bourrelet à la partie postérieure du condyle temporal, qu'était due cette réduction incomplète. Des lésions d'arthrite sèche s'étaient développées. Il s'agissait d'une femme de soixante-cinq ans, aphasique et hémiplégique ; aussi, les choses pouvaient-elles à la rigueur rester en cet état. Mais si des troubles fonctionnels graves persistaient du fait de cette réduction incomplète, l'arthrotomie serait indiquée.

Quand les fonctions de l'articulation ne se rétablissent pas en partie, c'est la résection qui a été pratiquée, le plus souvent avec succès fonctionnel parfait par Mazzoni (2), par exemple, pour une luxation bilatérale de huit mois ; par Tamburini, par Kœnig, etc.

L'arthrotomie trouvera évidemment ici, dans quelques cas, son indication ; elle a d'ailleurs donné un résultat satisfaisant à Dawborn (3). De même, la section du col du condyle maxillaire et la formation d'une pseudarthrose pourraient être pratiquées comme lorsqu'il s'agit d'une ankylose ou de constriction de la mâchoire d'origine articulaire, comme nous l'étudierons plus loin.

Quand la résection du condyle et la section de la coronoïde n'ont pas donné une amélioration suffisante des mouvements de la mâchoire, il n'y a plus qu'une ressource extrême, c'est la résection de la branche montante, résection aussi partielle que possible.

Pour les *luxations récidivantes*, Annandale (4) fit la

(1) Perier, *Société de Chirurgie*, 1878, p. 223.

(2) Mazzoni, In *These Ziepfel. Ankylose temporo-maxillaire*, Thèse Paris, 1886, p. 38.

(3) Dawborn, *New York Med. J.*, 1892, p. 303.

(4) Annandale, *Lancet*, 1887, t. I, p. 411. Deux observations.

suture du ménisque intra-articulaire. Ce chirurgien ouvrit dans deux cas la capsule le long du bord postérieur du ligament latéral externe; le ménisque fut suturé au périoste et aux tissus voisins. Le résultat fut excellent.

Ce procédé de *méniscopexie* doit donner de meilleurs résultats que celui proposé par Genzmer (1), c'est-à-dire l'injection de teinture d'iode dans la capsule pour la rétrécir. Actuellement, cela n'est plus chirurgical.

Dans un cas de luxation irréductible, la ténotomie du muscle masseter aurait donné un bon résultat à Dawborn.

Variétés exceptionnelles. — *Luxation dans la fosse temporale.* — Dans le cas de Neiss (2), la réduction fut faite avec difficulté, quoique le malade eût été anesthésié; la luxation datait de treize jours, il est vrai. La variété de luxation que l'on pourrait qualifier de luxation en haut, s'accompagne de fractures concomitantes de la base du crâne. La réduction sera faite; mais ce qui domine ensuite, c'est la fracture du crâne et les lésions cérébrales concomitantes.

Luxations en arrière. — Cette variété est plutôt une subluxation rétroglénoïdienne, comme Steiner (3) l'appelle. Le plus souvent, il y a fracture concomitante de la paroi antérieure du conduit auditif externe : Baudrimont (4), Aunis (5), Bischof (6), pour ne citer que les cas les plus récents et considérés comme réels. La réduction par attraction est, en général, assez facile.

(1) Genzmer, *Centralbl. f. Chir.*, 1883, p. 563.
(2) Neiss, Th. Paris, 1879.
(3) Steiner, *Archiv f. Klinische Chirurg.*, 1893, p. 639.
(4) Baudrimont, *Société de Chirurgie*, 1882.
(5) Aunis, *J. de Méd.*, Bordeaux, 1er avril 1892.
(6) Bischof, *Munchener Med. Wochensch.*, 1893, p. 584.

Luxation de la clavicule.

Il faut distinguer : A, la luxation de l'extrémité externe; B, celle de l'extrémité interne; C, la luxation simultanée des deux extrémités de la clavicule.

A. **Luxation de l'extrémité externe.** — Il faut encore envisager ici à part : la luxation sus-acromiale, la luxation sous-acromiale et la luxation sous-coracoïdienne.

a) *Luxation sus-acromiale.* — Ce n'est pas la réduction qui est difficile ici, car il suffit, le plus souvent, de porter le moignon de l'épaule en haut et en dehors, et d'attirer la clavicule en avant. Malgaigne, après Desault, a préconisé de porter le coude en arrière si la luxation est postérieure, et en avant si elle est antérieure. Dans quelques cas, cependant, le chloroforme serait nécessaire et l'irréductibilité aurait même été constatée par P. Broca, qui l'attribuait à la résistance des fibres antérieures du trapèze, ce muscle ayant été perforé en se déplaçant. Dans un cas de ce genre, Moutet n'obtint la réduction qu'après avoir divisé avec un ténotome les fibres antérieures du trapèze. Il introduisit vers la partie externe de la fosse sus-épineuse un ténotome qu'il fit cheminer sous la peau de dehors en dedans, dans la direction du bord postérieur de la clavicule. Arrivé à la limite interne de l'insertion claviculaire, il redressa l'instrument et divisa les fibres musculaires jusqu'à leur point d'attache. Néanmoins, la contention ne fut pas parfaite, car le malade conserva après sa guérison une saillie au niveau de l'os luxé. M. Polaillon (1) se déclare partisan de cette intervention.

(1) Polaillon, article Clavicule, *Dictionnaire encyclopédique des sciences médicales*, p. 221.

Ce qui est difficile dans cette variété de luxation, c'est le moyen de contention de la réduction. La difficulté du maintien de la réduction est due : 1° dans la luxation incomplète à l'obliquité des surfaces articulaires, obliquité en vertu de laquelle la clavicule repose simplement sur l'acromion ; 2° dans la luxation complète à l'obliquité précédente et à l'abaissement de l'acromion [Poirier et Rieffel (1)]. Il suffit, en effet, d'avoir vu une fois un cas type de cette lésion pour comprendre que cette réduction par des appareils sera souvent insuffisante. Aussi, Malgaigne, Velpeau, A. Nélaton, se contentaient-ils, dans le cas de faible déplacement, de faire porter au malade une écharpe de Mayor.

Les appareils de Boyer, Cloquet, Baraduc, Alquié, Desault, Velpeau, Malgaigne, etc., étaient formés de bandes qui formaient des ellipses en haut sur la clavicule pour l'abaisser, en bas sur le coude pour porter le moignon de l'épaule en haut. Bitot prenait son point d'appui inférieur dans le pli pelvi-crural correspondant. A. Cooper, Récamier, Maisonneuve employaient un corset dont les bretelles passaient sur l'extrémité luxée. Le tourniquet de J.-L. Petit fut employé par Malgaigne et Laugier (2), tantôt avec succès, tantôt sans résultats satisfaisants, car il détermina des eschares. Citons encore l'appareil en gutta-percha de Demarquay, la bande élastique de caoutchouc [Morel-Lavallée, Delens (3), Mouret (4), Moore (5),

(1) Poirier et Rieffel, *Arch. gén. de Méd.*, 1891, avril, p. 407.
(2) Laugier, in Thèse de Courchet, Paris, 1866.
(3) Boulian, Thèse Paris, 1876.
(4) Mouret, *Archives de méd. navale*, 1874, p. 1.
(5) Mongommery, *Luxation traitée par l'appareil de Moore* in *American journal*, octobre 1875.

Galangau (1), Florency (2)]. Bardenheuer cherche à fixer l'omoplate. Il applique sur les bras du malade couché une traction de trois kilos, pour abaisser la clavicule. Puis pour porter l'omoplate en haut et en dehors, il met un coussin cunéiforme dans l'aisselle, sur lequel il applique une traction ascendante de

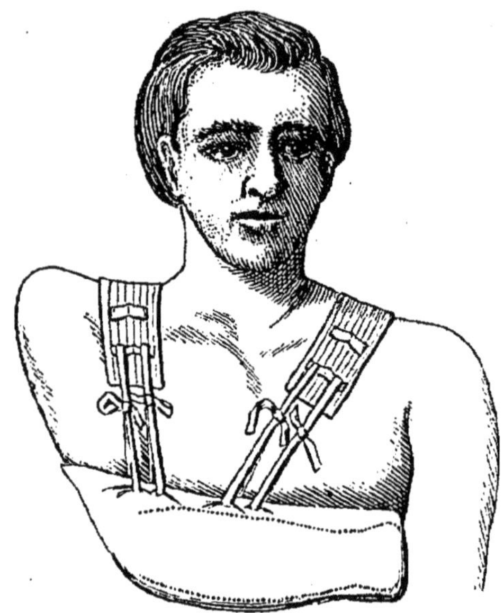

Fig. 14. — Appareil de Mayor pour les luxations de l'extrémité interne de la clavicule (triangle cubito-biscapulaire), d'après Hamilton.

cinq kilos. Malgré le succès de son appareil, Bardenheuer propose, en cas d'échec, l'emploi de la griffe de Malgaigne.

Le vrai traitement chirurgical est actuellement l'intervention sanglante pour les cas où, évidemment, l'écartement reste très grand et dans lesquels la

(1) GALANGAU, Thèse Montpellier, 1877.
(2) FLORENCY, Thèse de Lille, 1885.

gêne fonctionnelle est très marquée, la question de déformation étant mise à part.

Cooper (1) (de San-Francisco) eut trois succès en ruginant les surfaces articulaires et en faisant la suture métallique des deux os. Baum (2), dans trois cas heureux, sutura à la soie les extrémités du ligament acromio-claviculaire rompu. Paci (3), en 1889, fit la résection de l'extrémité externe de la clavicule et l'arthrodèse. Chez un jeune soldat traité en vain jusque-là par l'immobilisation silicatée et qui, au bout d'un mois ne pouvait élever son bras jusqu'à l'angle droit, Fischer fit la résection partielle de l'extrémité externe de la clavicule pour une luxation sus-acromiale suppurée.

Plus récemment MM. Poirier et Rieffel (4) firent, chacun dans un cas, la suture métallique des deux extrémités osseuses. L'ankylose consécutive n'eut pas grand inconvénient et les résultats de Cooper, Paci, Poirier, Rieffel sont des plus encourageants. Ces derniers auteurs conseillent même la suture d'emblée dans les cas de luxations récentes reconnues incoercibles au bout de 48 heures, ou ne restant réduites qu'au prix de vives douleurs.

J. Wolff et Wirz (5) ont fait également cette suture pour une luxation datant de sept mois; la clavicule luxée se trouvait à trois centimètres au-dessus de l'acromion, le déplacement se reproduisait et était douloureux dès que la compression cessait.

(1) *American J. of Med. science*, année 1861.

(2) *Fortschrift der medic.*, 1886, p. 180.

(3) Paci, *la Spérimentale*, 1889, p. 600.

(4) Poirier et Rieffel, *Archives de Méd.* 1891, et Lafon, Th. Paris, 1890.

(5) J. Wolff et Wirz, *Berlin. Klin Woch.*, 1889, p. 922.

L'arthrodèse fut tentée, et ne réussit qu'à moitié, mais le résultat de l'opération suffit pour permettre au malade de reprendre sa profession. Plus récemment Lebec et Vallas (1) ont publié un cas où la suture au fil d'argent fut suivie d'un bon résultat.

b) *Luxation sous-acromiale.* — Cette variété est très rare. Pour la réduction il faut faire des tractions sur le bras placé en abduction ; la contre-extension est faite par un aide placé de l'autre côté du malade et qui embrasse tout le thorax, ses mains se rejoignant dans l'aisselle du côté malade de manière à fixer l'omoplate.

Dans un cas de Tournel, cité par Ch. Nélaton, on obtint la réduction en appuyant le genou entre les deux épaules du blessé et en les portant fortement en arrière et en dehors. Mac Gregor (2), pour maintenir la réduction, appliqua un appareil plâtré et la réduction fut parfaite.

c) *Luxation sous-coracoïdienne.* — Godemer, dans les cinq cas qu'il a observés, a obtenu facilement la réduction.

Pinjon (3) fut sur le point d'obtenir la réduction en portant l'épaule en arrière et en dehors, mais au moment où l'extrémité claviculaire allait franchir l'apophyse coracoïde, l'aide fut pris de faiblesse. Le malade impatient alla consulter le rebouteur de la localité, qui aurait pu faire la réduction.

B. **Luxation de l'extrémité interne de la clavicule.** — *Variété présternale.* — La réduction est facile, un aide

(1) Le Bec, *Luxation sus-acromiale ancienne des deux clavicules, Suture des articulations acromio-claviculaires : France médicale*, 1893, p. 53. — Vallas, *Lyon médical*, 1894, p. 54.

(2) Mac Gregor, *Luxation acromiale en bas et en dedans de la clavicule : Med. Times*, 3 janvier 1885.

(3) Pinjon, *Journal de médecine de Lyon*, 1842, p. 59.

placé derrière le malade porte les épaules en arrière et en dehors ; le chirurgien exerce une pression directe sur l'extrémité interne de la clavicule.

Le maintien de la réduction est assez difficile; aussi les appareils de contention sont-ils nombreux (Desault, Melier, A. Cooper, A. Nélaton, Demarquay). Celui de Demarquay était composé d'un collier en crin moulé avec une pelote compressive à ressort qui appuie sur l'extrémité interne de la clavicule déplacée. Le professeur Lefort (1) appliquait sur la région un moule en gutta-percha qu'il maintenait par des bandes pendant un mois. Legrain (2) applique un corset plâtré, sur lequel se fixent des bretelles qui attirent les épaules en arrière.

Dans quelques cas d'irréductibilité, due peut-être à l'interposition du ménisque articulaire, on serait autorisé à faire l'arthrotomie et à agir suivant les lésions que l'on trouvera. Cette irréductibilité n'est pas un fait isolé (Vauverts) (3).

Dans les luxations récidivantes, la capsulorrhaphie serait à tenter, car en cas de succès elle éviterait le port gênant et disgracieux des appareils même les plus perfectionnés.

Il est des cas où cette luxation se complique également de déplacement des premiers cartilages costaux. La même méthode de réduction réduira simultanément les extrémités osseuses luxées [Malwany (4), Blodgett (5)].

Variété rétro-sternale. — Il faut faire repousser l'é-

(1) Lefort, *Gazette des hôpitaux*, 1885, p. 370.
(2) Legrain, *Gaz. des hôpitaux*, 1891, p. 1161.
(3) Vauverts, *Bulletin méd. du Nord*, 1877, n° 3.
(4) Malwany, *Lancet*, 18 mars 1882.
(5) Blodgett, *New-York Méd. J.* 14 juillet 1883.

paule en dehors et en arrière par un aide et le chirurgien doit en même temps attirer en avant avec l'index recourbé en crochet l'extrémité interne de la clavicule. Dans les cas de réduction difficile, l'aide devra appuyer le genou en arrière entre les deux épaules du blessé pour ramener fortement les épaules en dehors et en arrière.

Après la réduction, le blessé devra maintenir pendant quelque temps son bras fléchi derrière le dos. Pour une luxation en arrière et en bas M. Desprès (1) applique avec succès d'abord un spica double des épaules très serré, puis un huit de chiffre des deux coudes ramenant fortement les épaules en arrière.

Dans le cas de luxation irréductible, les phénomènes de compression pourront exiger l'arthrotomie, voir même la résection de l'extrémité luxée. Ces mêmes phénomènes de compression pourraient dans certains cas exiger l'arthrodèse. Dans les cas de luxation récidivante, les mouvements de l'articulation sterno-claviculaire pourront parfois être supprimés sans inconvénients.

Variété sus-sternale. — Etant donnée la variété de déplacement, il faut ici pour réduire porter l'épaule en dehors d'un côté et de l'autre repousser de haut en bas l'extrémité interne de la clavicule. M. Fabre (2) dans un cas a dû faire pratiquer l'extension simultanée sur le membre supérieur à droite et à gauche et alors seulement la coaptation fut possible par des pressions directes d'avant en arrière.

La contention parfois difficile, comme dans toutes les luxations claviculaires (car les ligaments sont

(1) DESPRÈS, *Gazette des hôpitaux*, 1882, p. 1082.

(2) FABRE, *Luxation en haut et en avant de l'extrémité interne de la clavicule : Gazette médicale*, 9 août 1884.

souvent détruits et le poids du membre supérieur reproduit souvent la luxation), sera faite par des bandages qui maintiennent un tampon compresseur au niveau de l'extrémité interne de la clavicule.

Dans le cas de luxation récidivante Bardenhauer, cité par Ch. Nélaton, conseille l'emploi de la vis de Malgaigne. Une vis fixe la clavicule, une autre s'appuie sur la fourchette sternale.

A notre avis, comme dans les variétés précédentes, la capsulorrhaphie ou l'arthrodèse serait parfois justifiée pour traiter les variétés récidivantes, quoique cette dernière opération puisse énormément limiter les mouvements de l'épaule.

C. **Luxation simultanée des deux extrémités de la clavicule.** — Il faut commencer par réduire l'extrémité interne, comme nous l'avons déjà indiqué. Puis on réduira l'extrémité externe. Celle-ci est restée irréductible dans les cas de Morel-Lavallée, Lund, Newmann. Dans son observation Kaufmann (1) fit des tractions sur l'épaule en haut, en arrière et en dehors et obtint ainsi la réduction de l'extrémité externe; l'extrémité interne se réduisit ensuite facilement par refoulement, mais les deux luxations se reproduisirent immédiatement. Pour maintenir la réduction, Kaufmann employa un coussin axillaire combiné à l'élévation du coude par un bandage et à la traction de l'épaule en arrière par des bandelettes de diachylon et au refoulement direct de la clavicule par un coussin d'ouate. La guérison fut obtenue, mais il persista une déformation présternale.

(1) KAUFMANN, *Deutsche Zeitschrift f. chirurgie*, tome 28, p. 403.

Luxations de l'épaule.

Luxations récentes. — Dans la capsule articulaire de l'épaule existent des faisceaux de renforcement bien étudiés par Schlemm et Farabeuf. Avec ce dernier anatomiste on peut les décrire sous les noms de : 1° ligament coraco-huméral, 2° ligament sus-gléno-sus-huméral, 3° ligament sus-gléno-préhuméral, 4° ligament prégléno-sous-huméral. La situation de ces différents faisceaux nous montre que *le point faible de la capsule est en bas.*

Or dans les luxations régulières ou indirectes de l'épaule (chute sur le coude écarté du tronc ou chute sur la main) la tête vient presser en bas contre le point faible de la capsule, elle le traverse et va se placer en luxation antérieure le plus souvent. Quelle que soit la luxation, ce n'est pas l'orifice de sortie qui fixe la position de la tête humérale dans sa position de luxation, mais bien la portion capsulaire postérieure, la bande d'arrêt, suivant l'expression si exacte du professeur Farabeuf.

Dans la *luxation sous-coracoïdienne incomplète* de Malgaigne ou *extra-coracoïdienne* de Panas, la tête humérale est contenue dans une cavité articulaire fermée, mais agrandie par le décollement d'un grand lambeau capsulo-périostique (Eve, Stimson, Ewill, Ch. Nelaton, Hennequin, A. Broca et H. Hartmann).

Pour réduire les *luxations récentes antéro-internes-sous-coracoïdiennes*, plusieurs procédés peuvent être employés. Ce sont : 1° le procédé de traction par l'extension et la contre-extension, 2° le procédé de tractions élastiques, 3° le procédé de dégagement de Lacour modifié par Kocher, 4° le procédé de Mothe.

D'une manière générale disons maintenant que la difficulté de la réduction des luxations de l'épaule (comme celles de la hanche) tient à deux causes : 1° la contraction musculaire, 2° la difficulté de dégager la tête de sa position et de lui faire franchir la déchirure capsulaire qui lui a donné passage. Or tous les chirurgiens ne donnent pas à chacune de ces causes la même importance. Malgaigne et la plupart des chirurgiens regardent la contraction des muscles comme l'obstacle principal. Roser (1857), Weber (1859), Streubel (1863), Kocher (1870) et beaucoup de chirurgiens allemands prétendent au contraire que la difficulté réside dans la situation et l'étroitesse de la déchirure capsulaire. A notre avis, cette dernière opinion est exagérée, étant donnée la facilité avec laquelle le chloroforme favorise souvent la réduction.

Procédé de réduction par l'extension et la contre-extension. — C'est là le procédé qui pendant bien longtemps a été seul employé. Il donne souvent d'excellents résultats, mais il est empirique et parfois dangereux quand l'extension est faite par secousses. Il n'agit d'ailleurs qu'en provoquant une fatigue musculaire et en facilitant l'abaissement de la tête. Il est certainement inférieur au procédé par dégagement qu'on y adjoint souvent quand on y a recours.

Chez les femmes, chez les hommes peu musclés et chez l'enfant (chez lequel d'ailleurs la luxation de l'épaule est bien rare), le chirurgien peut à lui seul faire l'extension par le simple poids du corps et le malade, en résistant, fait lui-même la contre-extension.

Le chirurgien, la contre-extension étant ainsi assurée, prend un bon point d'appui pour ses pieds et il se laisse aller en arrière en tirant lentement et progressivement sur le membre luxé tenu en élévation et en abduction. Au bout de deux à trois minutes les muscles périscapulaires de l'articulation luxée entrent en résolution complète. Alors on voit et on entend la tête rentrer dans la cavité glénoïde. Ou bien on abaisse subitement le membre et la tête est réduite.

Dans quelques cas nous avons vu placer un obstacle en forme de coin dans l'aisselle; au moment de cet abaissement il forme un point d'appui à l'humérus qui bascule ainsi forcément, et le petit bras de levier, c'est-à-dire la tête humérale dégagée, n'a plus de tendance à se remettre en mauvaise position; la traction ayant cessé, elle se relève et se dirige vers la cavité glénoïde. Ce procédé de dégagement par le coin et par bascule donne souvent de bons résultats. C'est d'ailleurs l'application du procédé de la cravate; celle-ci, d'après le professeur Richet et Voreux (1), doit être appliquée le plus haut possible en dedans de la tête même. Le nœud de la cravate doit se trouver autour du cou du chirurgien qui se rejettera en haut et en arrière pendant qu'il fixera l'omoplate elle-même. J'ai eu souvent recours à ce procédé pendant le cours de mon clinicat à l'Hôtel-Dieu.

Nous citerons simplement le procédé de traction de Kuhn (2) : cet auteur conseille de fixer l'humérus et de tirer sur l'omoplate, la force perdue est moins grande, et dans deux cas ce procédé aurait réussi. On peut rapprocher de ce procédé celui des tractions élastiques dont nous avons déjà parlé (voir p. 82) : c'est certainement un procédé commode, simple à appliquer et qui a été employé avec succès

(1) Voreux, *Procédé de la cravate dans les luxations anciennes de l'épaule*, Thèse Lille, 1884.

(2) Kuhn, *Gazette médicale*, 6 nov. 1875.

par Th. Anger et Legros, Bazy, et par Ledentu dans un cas de luxation sous-coracoïdienne (1).

Procédé de Lacour-Kocher. — Ainsi que le dit M. Hennequin, ce procédé ne diffère de celui de Lacour que par l'ordre plus rationnel dans lequel se succèdent les quatre temps dont l'un et l'autre se composent et la substitution du mouvement de bascule par adduction du bras à la traction très oblique en dehors de Lacour.

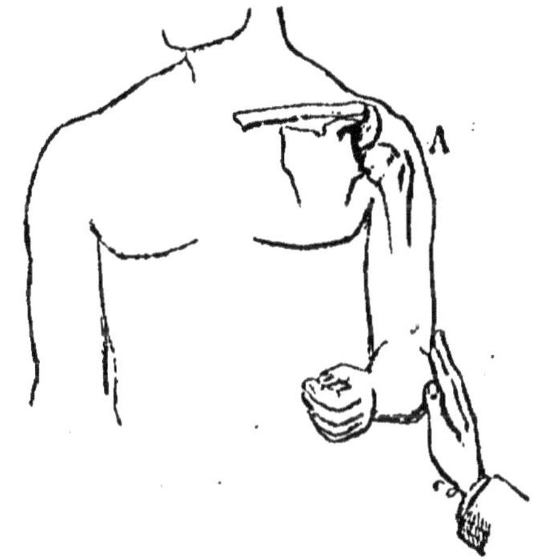

Fig. 15. — Procédé de Lacour modifié par Kocher. 1er temps. L'humérus est appliqué contre le tronc.

Adoptant exclusivement la théorie ligamenteuse défendue par les chirurgiens allemands, l'unique obstacle à la réduction résiderait, d'après Kocher, dans la capsule et ses faisceaux de renforcement, l'action des muscles et le rôle des obstacles osseux étant secondaires. Voici ce procédé à employer pour les luxations sous-coracoïdiennes, les seules qui en soient justiciables, car si quelques autres variétés de luxations le deviennent, ce n'est qu'après leur transformation en cette dernière.

(1) Lapierre, *France médicale*, 1878, p. 209.

Préparatifs. — Le blessé est assis sur un tabouret ou mieux couché, l'épaule en porte-à-faux (Kocher : Communication orale). L'aide placé derrière empêche le malade de s'incliner du côté du chirurgien ou bien de fléchir le tronc et de glisser en avant. Le patient est complètement déshabillé jusqu'à la ceinture. Le chirurgien se place à genou du côté blessé.

1er *temps*. — *Flexion*. — Le chirurgien fléchit l'a-

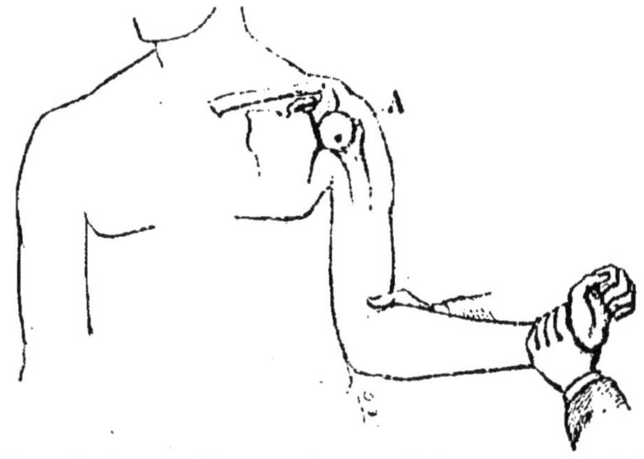

Fig. 16. — 2e temps. La rotation en dehors est terminée. Le point A, presque caché dans la figure 15, s'est porté fortement en avant et en dehors.

vant-bras à angle droit sur le bras et, avec le pouce de la main droite, il applique solidement le coude contre le tronc.

2e *temps*. — *Rotation externe maxima*. — Tout en maintenant exactement le coude dans cette situation, le chirurgien porte en dehors la main du blessé, lentement, graduellement, sans secousses, ce qui fait exécuter à l'humérus une rotation dans le même sens. Cette rotation externe doit être maxima, c'est-à-dire qu'elle doit être faite jusqu'au moment où la résistance devient très grande, presque énorme.

3e *temps. — Élévation directe du coude en avant, en haut et un peu en dedans.* — Le coude que jusque maintenant le chirugien avait bien maintenu appliqué contre le tronc est porté directement en avant, en haut et un peu en dedans, pendant que l'avant-bras est toujours fléchi à angle droit et que la main du malade est fortement déjetée en dehors. Le bras

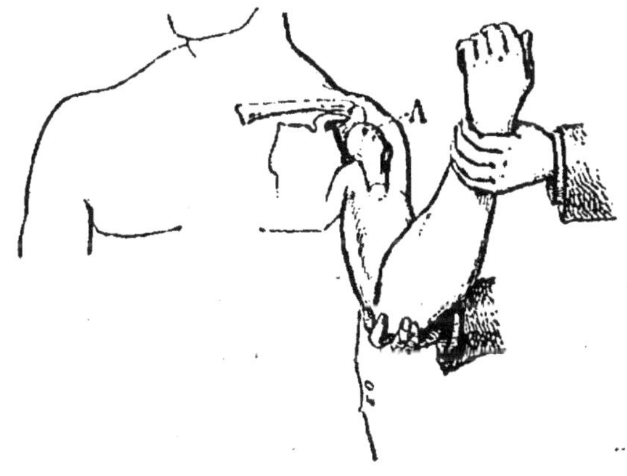

Fig. 17. — 3e temps. Le bras est ramené fortement en avant en haut et en dedans vers l'épaule du côté sain, la tête humérale est relevée. Le point A se rapproche de la coronoïde.

est ainsi amené perpendiculairement au plan antérieur du corps. Pendant ce troisième temps le chirurgien s'est peu à peu relevé de manière à pratiquer franchement la manœuvre du quatrième temps.

4e *temps. — Rotation du bras en dedans et propulsion de la main sur l'épaule du côté sain.* — Ce temps doit être fait assez vite.

Lacour (1) imagina son procédé en 1847 lorsqu'il était interne de Michon. Ce qui caractérise son procédé, c'est l'importance qu'il donne à la rotation des

(1) Lacour, *Mémoires de la Société de chirurgie*, 1847.

bras en dehors. Il portait le bras en avant et dans une demi-abduction et commençait la rotation en dehors; ensuite en maintenant la rotation il ramenait d'abord le coude au corps, puis au-devant de la poitrine et finissait en substituant un moment de rotation en dedans au mouvement de rotation en dehors.

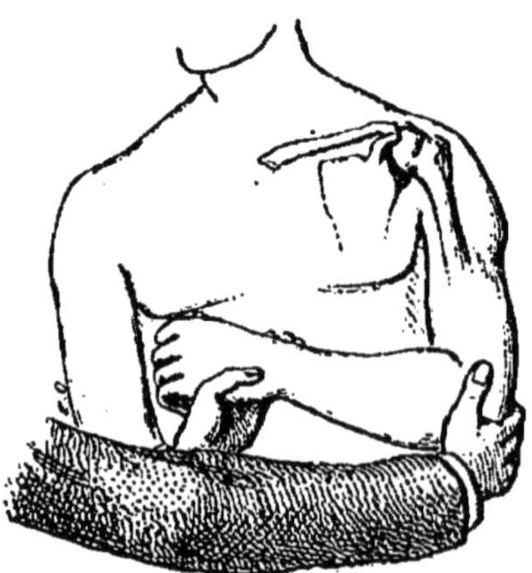

Fig. 18. — 4e temps. En ramenant brusquement le bras en avant et en dedans le chirurgien produit la rotation de la tête humérale, qui rentre dans sa cavité.

Parallèle entre le procédé de Lacour et celui de Kocher :

LACOUR	KOCHER
1er *temps :* Traction sur le bras en abduction prononcée;	1er *temps :* Application du bras contre le thorax selon la ligne axillaire;
2e *temps :* Rotation externe;	2e *temps :* Rotation externe;
3e *temps :* Rotation interne;	3e *temps :* Élévation du bras porté en adduction antérieure;
4e *temps :* Adduction.	4e *temps :* Rotation interne.

Pour Kocher (1) la grande efficacité de son pro-

(1) Kocher, *Deutsche Zeitschrift f. Chirurgie*, t. 30, p. 113.

cédé s'explique en ce que les manœuvres qu'il nécessite rompent les adhérences qui s'opposent à la réduction de la tête humérale : ces adhérences en effet offrent une disposition identique, elles sont presque toujours constituées par des brides adhésives entre le bord de la cavité glénoïde et le col antomique de l'humérus, brides qui proviennent de la résistance de l'appareil ligamenteux étendu entre l'apophyse coronoïde et les tubérosités de la tête de l'humérus, cet appareil comparable au ligament en *y* de Bigelow à la hanche n'est jamais rompu dans les luxations.

Toutefois si le procédé de Kocher est excellent pour surmonter les résistances, il n'est pas sans danger dans les luxations invétérées où le tissu osseux est plus ou moins altéré. Ainsi, dans trois cas la rotation forcée en dehors a provoqué la fracture du corps ou de la tête humérale. Kocher avoue même que, dans un cas, la tête resta en dedans et le moignon fracturé fut réduit dans la cavité glénoïde, où il se forma une pseudarthrose très satisfaisante.

Dans le procédé de Kocher, le mouvement de rotation externe aurait pour effet de ramener la tête humérale en face de la déchirure capsulaire en même temps qu'il entr'ouvre celle-ci, et le mouvement d'élévation relâcherait la lèvre supérieure de la boutonnière et projetterait la tête dans la glénoïde par l'orifice rendu béant et extensible.

Pour le professeur Farabeuf la portion postéro-inférieure de la capsule est l'agent principal de la réduction dans le procédé de Kocher : « Le rapprochement du coude laisse en place le pôle supérieur de la tête humérale, pôle où s'attachent les ligaments supérieurs; il porte en dedans notablement le col chirurgical et la partie basse du col anatomique où s'insère la capsule postérieure intacte ; de là pour cette partie un commencement de distension.

La rotation externe considérable imposée ensuite à l'humérus fait d'abord pivoter sur place le pôle huméral supérieur (insertion du ligament supérieur), mais elle enroule autour du cylindre huméral l'insertion de la capsule postérieure, qui bientôt se trouve distendue. Alors l'humérus, enchaîné par cette bande fibreuse, se déplace en masse, en roulant en dehors ; le sommet céphalique revient sous l'apophyse coracoïde, voire en dehors.

La surface articulaire humérale regarde maintenant en dedans et en avant ; le bec coracoïdien est non plus sur le sommet, mais sur la pente du front ou de la tempe de la tête cartilagineuse lisse et glissante.

« L'adduction du coude devant le thorax qui termine la manœuvre, provoque la résistance de la partie inférieure de la capsule postérieure qui ramène enfin la tête en place d'autant plus facilement que le point culminant de l'humérus a déjà franchi le crochet coracoïdien. »

Tel est le mécanisme de la réduction : car « si sur une pièce de luxation expérimentale, on coupe les ligaments supérieurs en conservant la partie capsulaire postérieure, la rotation externe opère facilement la réduction. Si sur une autre pièce de luxation expérimentale on coupe la partie capsulaire postérieure en conservant la supérieure, dans la rotation externe la tête pivote sur place et l'humérus fait un tour entier sans que la luxation se réduise » (Farabeuf).

Ce sont également les conclusions de M. Hennequin, pour qui « le ligament coraco-huméral tendu sert de point d'appui à l'humérus transformé en levier du premier genre dans le mouvement d'adduction, force la tête à se rapprocher du rebord glénoïdien antérieur et convertit la luxation sous-coracoïdienne pure ou postérieure en antérieure. Par conséquent, le procédé de Kocher n'est pas applicable lorsque ce ligament est rompu, à moins de le remplacer par une serviette mise dans l'aisselle et confiée à un aide qui exercera une traction en dehors ; encore faut-il que la luxation soit sous-coracoïdienne primitive ou secondaire. C'est la partie postéro-interne de la capsule qui d'abord par son enroulement autour de l'humérus dans le mouvement de rotation externe du bras (premier temps de Kocher), puis par sa tension exagérée due au mouvement d'élévation du membre en adduction antérieure (troisième temps), constitue le plus puissant agent de réduction ».

Un élève de Kocher, M. Ceppi, a fait subir une légère modification au procédé de son maître ; voulant le rendre applicable aux luxations intra-coracoïdiennes que primitivement l'inventeur ne jugeait pas tributaires de sa méthode, il conseille de porter le coude en arrière au lieu d'appliquer le bras contre le tronc selon la ligne axillaire. Comme dans cette variété la tête est située un peu en dedans et en arrière de l'apophyse coracoïde, il était rationnel de porter le coude en arrière, puisque dans le levier du premier genre, les extrémités se meuvent en sens contraire.

Dans le même but, Kocher place un gros tampon de ouate dans l'aisselle, et rapproche de force le coude de la base de la poitrine. Ce moyen ne peut agir qu'en transformant la luxation en sous-coracoïdienne ou en sous-scapulaire. Mais, dit M. Hennequin, pour effectuer cette transformation le procédé de

Mothe (élévation du bras) est bien plus efficace.

On le voit, les parties intactes de la capsule jouent un grand rôle dans le mécanisme de la réduction. Mais ce n'est pas tout, et il faut y ajouter le relâchement musculaire : car depuis des siècles la traction pure et simple a réduit des milliers de luxations de l'épaule sans que l'on ait fait intervenir la bande d'arrêt comme agent de réduction, comme dans le procédé de Kocher. Il n'est pas rare d'ailleurs de voir une luxation récente irréductible après plusieurs tentatives par le procédé de Kocher, se réduire comme par enchantement par le procédé ancien de l'extension et de la contre-extension. Le fait nous est arrivé plusieurs fois, entre autres cas, chez un malade chez lequel la luxation avait récidivé plusieurs fois. Ici, la capsule devait être relâchée, et les ligaments de renforcement ne pouvaient plus jouer leur rôle dans la réduction (Mauclaire).

C'est que les muscles par leur contracture, jouent un rôle dans le maintien de la tête et son déplacement. Rigaud et Terrillon, comme nous l'avons vu précédemment, ont bien mis en relief le rôle du système musculaire dans la production et le maintien des luxations. Plus récemment Hennequin et Ch. Nélaton ont admis le rôle considérable joué par la contracture musculaire dans le maintien des luxations récentes. Le fait n'est-il pas évident quand la luxation se réduit, bien que les tractions faites horizontalement sur le bras déterminent une tension très marquée des deux lèvres de la déchirure capsulaire? (Ch. Nélaton.)

Procédé de traction en élévation ou procédé de Mothe. — Ce fut Malgaigne qui attira l'attention des chirurgiens sur la méthode des tractions verticales, dont le premier auteur est White, de Manchester, qui l'employa dès 1764 au moyen d'un système de poulies fixées au plafond et qui soulevaient le blessé par le poignet. Mais White ne fixait pas l'omoplate. Ce fut Mothe qui régularisa ce procédé et en fit une méthode toute personnelle.

Ce procédé consiste à élever le bras jusqu'à ce que l'axe de l'humérus prolongé en arrière réponde à peu près à la facette qui termine l'épine de l'omoplate, puis à pratiquer l'extension dans cette attitude élevée en portant le coude en dehors et un peu en arrière; pendant cette manœuvre l'avant-bras est maintenu fléchi. Un aide en même temps pousse l'omoplate de haut en bas pour l'empêcher de suivre le mouvement du bras, ou bien, pour ne pas gêner le chirurgien, tire sur les deux chefs d'une serviette entourant le thorax.

On peut faciliter la réduction soit en exerçant avec les doigts une pression directe dans l'aisselle sur la tête déplacée, soit en imprimant au membre pendant l'extension de légers mouvements de rotation en dedans ou en dehors. Quand la tête est arrivée au niveau de sa cavité de réception, le chirurgien abaisse subitement le bras.

Dans ce procédé de Mothe (1812), il y a un mouvement de rotation en dehors que recommandait déjà Brunus au IIIe siècle en faisant aussi l'élévation du bras.

C'est encore ce procédé qu'il faudra employer de préférence pour réduire la variété de luxation sous-coracoïdienne de Malgaigne (1).

En résumé, dans la luxation sous-coracoïdienne

(1) Pellien, Thèse Paris, 1878.

c'est au procédé de Lacour-Kocher qu'il faudra avoir recours, sauf chez les malades doués de muscles puissants, auquel cas on pourra utiliser le procédé de l'extension, les tubes élastiques ou mieux encore le chloroforme. Quant au procédé de Mothe, il convient surtout pour la variété suivante.

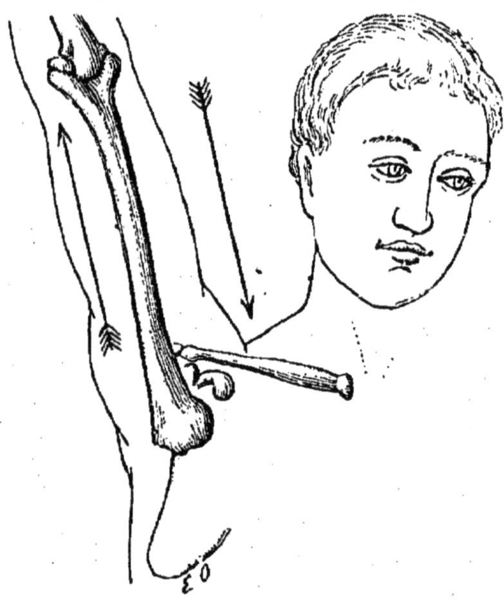

Fig. 19. — Procédé de Mothe (d'après Anger). — La flèche de gauche indique l'extension, celle de droite la contre-extension.

Dans les *luxations en avant*, *sous-coracoïdienne complète ou intra-coracoïdienne*, la capsule est rompue à sa partie antérieure inférieure et interne. L'extrémité inférieure de la déchirure peut atteindre le niveau de la longue portion du triceps ou dépasser un peu ce point en arrière. Son extrémité supérieure est située au-dessous de la boutonnière capsulaire par laquelle le tendon du muscle sous-scapulaire pénètre dans l'articulation. Presque toujours le ligament sus-gléno-préhuméral reste cependant intact (Ch. Nélaton).

C'est parce que les insertions postéro-externes de la capsule et des muscles sus-épineux et petits-ronds sont déchirées que la bande d'arrêt en reculant permet à la tête de se déplacer plus en avant.

La réduction d'une luxation intra-coracoïdienne, peut être faite par le procédé de l'extension et de la contre-extension soit manuelle, soit avec des tubes

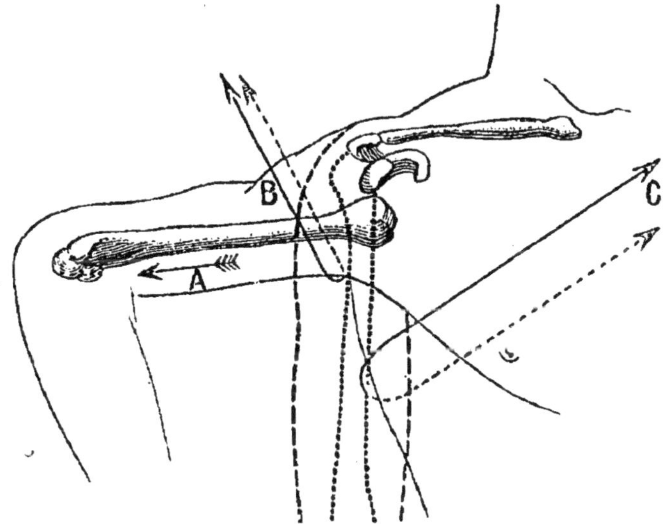

Fig. 20. — Extension horizontale (d'après Anger). — Flèches A et B : extension. — Flèche C : contre-extension.

élastiques. Le procédé de Mothe permettra souvent également d'obtenir la réduction de cette variété de luxation.

Les luxations intra-coracoïdiennes peuvent être réduites en deux temps, c'est-à-dire par transformation primitive de la luxation en variété sous-coracoïdienne. Le procédé de Mothe a l'avantage de n'exiger le concours d'aucun aide, de faire décrire avec une force très faible un arc de cercle de haut en bas et d'amener en avant la tête humérale, qui est amenée dans le creux de l'aisselle où les doigts disposés en crochet et introduits entre son sommet et la paroi thoracique la saisissent et l'empêchent de remonter, tandis que l'autre main abaisse l'humérus. Après cette transformation de la luxation, la réduction sera faite par le procédé de Lacour-Kocher.

Dans la luxation *sous-claviculaire* la capsule est largement déchirée ainsi que le muscle sous-scapulaire. Les tendons des muscles qui s'insèrent aux tubérosités humérales sont dilacérés ou bien ce sont les tubérosités elles-mêmes qui sont arrachées. La tête n'a plus de bande d'arrêt, elle est folle, dit-on, c'est-à-dire qu'elle va où le traumatisme la pousse.

Le procédé de réduction à employer ici est le même que pour les intra-coracoïdiennes. On cherchera par le procédé de Mothe à transformer la luxation en une variété plus proche, c'est-à-dire en sous-coracoïdienne. Puis le procédé de Lacour-Kocher sera employé.

Si l'on voulait pratiquer des tractions, l'intensité de celles-ci peut exiger l'anesthésie.

Une fois la réduction obtenue, il est inutile d'immobiliser le membre comme on le faisait autrefois : le massage et parfois l'électricité sont nécessaires immédiatement.

Dans les *luxations en bas*, la perforation variable dans son étendue siège à la partie la plus déclive de la capsule articulaire. Le ligament prégléno-sous-huméral n'est point déchiré et marque la limite antérieure de la rupture.

Malgré la déchirure capsulaire large, malgré le contact du rebord glénoïdien avec le sillon supérieur du col anatomique, si la violence extérieure ne va pas plus loin, il est rare que le déplacement persiste et que la luxation soit constituée, car la pesanteur, en ramenant le bras en bas, dégage le bourrelet glénoïdien du col anatomique et la tête reprend sa place. (Ch. Nélaton.) Mais si le bras exécute un mouvement de rotation externe forcée, les insertions supérieures de la capsule, les ligaments coraco-huméraux, le tendon des sus-épineux ou les tubéro-

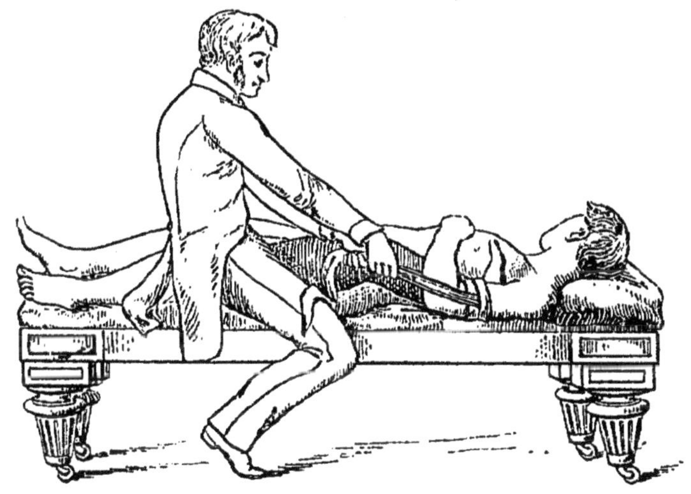

Fig. 21. — Méthode de Astley Cooper pour pratiquer l'extension avec le talon dans l'aisselle (d'après Hamilton).

sités s'arrachent, la tête peut s'abaisser et la luxation persiste (Malle et Goyrand).

Comme variétés, il faut distinguer ici la variété scapulaire (Panas) et la variété costale. Dans les deux cas le ligament gléno-sous-huméral est conservé (Farabeuf), il bride la tête et il l'empêche de se transformer en sous-coracoïdienne.

Comme variété des luxations en bas il faut encore citer la luxation erecta, dans laquelle la tête s'avance beaucoup plus bas au-dessous de la cavité glénoïde; aussi le bras est-il dirigé directement en l'air. Dans la variété sous-tricipitale de Farabeuf la tête humérale descend, puis glisse au-dessous du triceps.

Parmi ces luxations en bas, la sous-glénoïdienne est la plus facile à réduire. Cette réduction parfois est même spontanée, et nous nous rappelons un cas où le malade réduisit lui-même sa luxation en s'as-

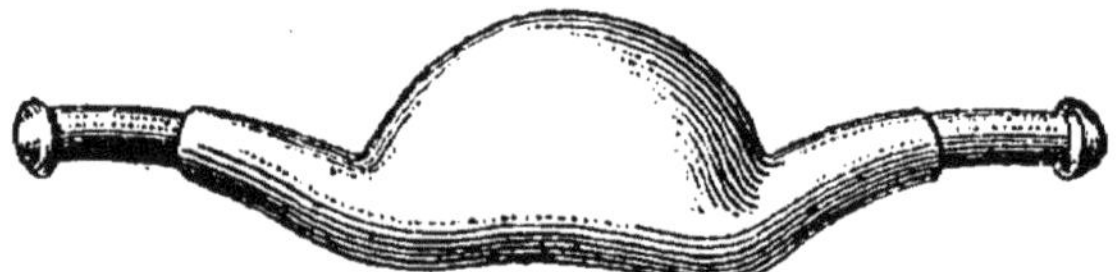

Fig. 22. — Pelote en fer employée par Skey pour remplacer le talon (Hamilton).

seyant sur un tabouret. Le cas d'irréductibilité de L. Thomas (1) qui nécessita la résection est donc une exception.

Si cette luxation inférieure est costale, si l'on avait affaire à la luxation erecta, le procédé de Mothe, les

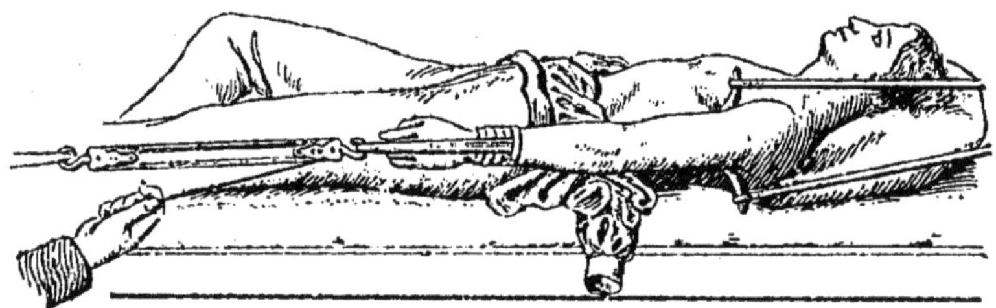

Fig. 23. — Méthode de Skey pour pratiquer l'extension et la contre-extension à l'aide de moufles et de la pelote précédente (Hamilton).

tractions manuelles ou élastiques permettront d'obtenir la réduction.

Le procédé de choix pour la réduction de cette variété de luxation, c'est le procédé de Mothe (Picqué, in Thèse de Dasque).

Souvent pour réduire on transforme la luxation en

(1) Thomas, *Luxation sous-glénoïdienne irréductible : Rev. de Chirurg.* 1885, p. 718.

sous-coracoïdienne (Chevalier) (1), que l'on réduit ensuite par les procédés ordinaires.

Dans les *luxations en arrière*, lorsque la capsule est rompue, la tête sort par une déchirure postérieure qui longe le bord correspondant de la glène et s'étend depuis le bord postérieur du ligament coraco-huméral jusqu'au tendon de la longue portion du triceps.

Dans la variété sous-acromiale, la tête humérale une fois sortie de la capsule est arrêtée par la portion antérieure de la capsule demeurée intacte. Il existerait une variété de luxation sous-acromiale sans déchirure capsulaire et expliquant les cas de luxations récidivantes postérieures.

Dans la variété sous-épineuse la tête peut se porter assez loin, parce que tous les muscles et ligaments antérieurs ont perdu leur point d'attache sur elle.

Ces luxations sous-acromiales seront réduites par le procédé des pressions directes. Goyrand, Malgaigne A. Nélaton employait le procédé suivant de propulsion directe : Le bras étant légèrement écarté du corps, A. Nélaton appliquait directement sur la saillie de la tête luxée un fort cachet d'imprimeur bien rembourré et donnait un coup de marteau sec sur le manche du cachet; la tête projetée en avant se dégageait de son engrenage sur le rebord glénoïdien postérieur et revenait à sa place. A. Richard a conseillé de faire précéder cette pression directe de l'élévation du membre. M. Panas conseille également l'extension préalable du bras. Roser, Goyrand, conseillent en même temps de faire la rotation en dehors. Lacaussade conseille au contraire la rotation en dedans. A. Paré conseillait les tractions en bas.

(1) CHEVALIER, *J. de Méd.* Bordeaux, 1er août 1886.

Le procédé de réduction par les tractions élastiques peut également être employé. M. Ch. Nelaton pense que l'on peut également obtenir la réduction par une traction oblique en bas associée à l'exagéra-

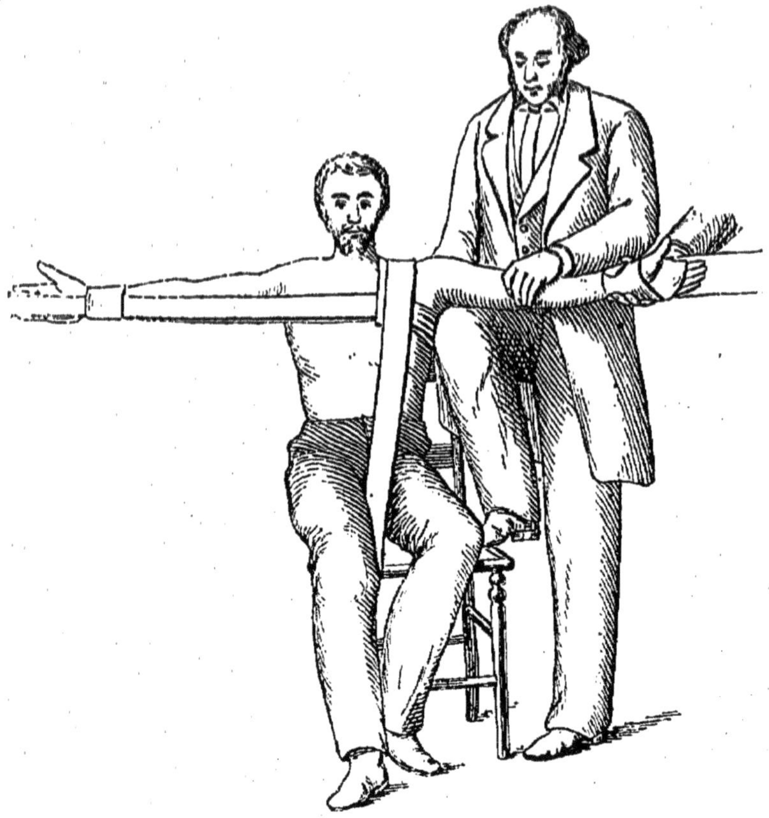

Fig. 24. — Méthode de Nathan-Smith (contre-extension sur le poignet opposé pour immobiliser les omoplates (Hamilton).

tion de la rotation interne, ce qui a pour effet d'amener la petite tubérosité au contact du rebord glénoïdien et de dégager le col anatomique. Dans un cas le professeur Duplay obtint la réduction en faisant sous le chloroforme des tractions en avant. Hamilton, dans un fait qu'il rapporte, tira sur le bras en dehors et en bas.

Dans un cas de luxation sous-acromiale, voici le procédé que l'un de nous a employé (Mauclaire) La traction manuelle faite pour fatiguer les muscles ayant échoué, l'opérateur se plaça entre le tronc et le membre blessé. Dans sa main gauche placée derrière son dos, il prit la main du côté de l'épaule luxée, et sur l'avant-bras du malade, avant-bras qui lui servait de dossier, il se laissa reposer complètement, même

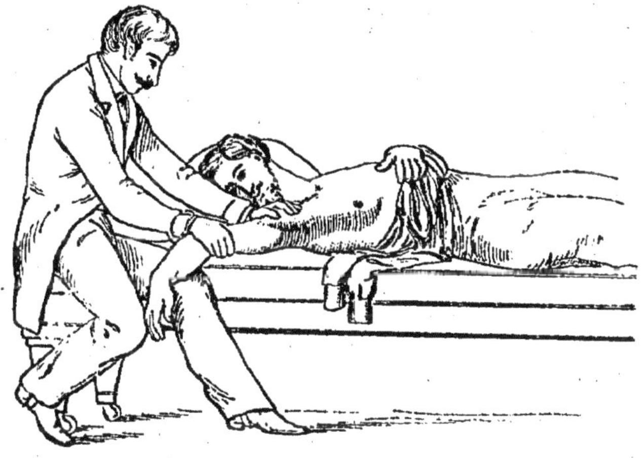

Fig 25. — Méthode de Mothe modifiée (on place la main sur le bord supérieur de l'omoplate (Hamilton).

en poussant un peu, et par ce mouvement détermina une traction assez marquée sur le membre. Pendant ce temps l'avant-bras droit de l'opérateur, placé en attelle le long de la face externe de l'humérus, repoussait progressivement celui-ci en dedans. La réduction ne se fit pas attendre longtemps. Ce procédé, peut-être nouveau, de réduction par traction et propulsion combinées nous a paru intéressant à rapporter.

Dans quelques cas la réduction est presque spontanée, c'est-à-dire que la tête rentre en place au premier mouvement imprimé au membre par le chirurgien pour commencer les tractions. [A. Cooper, Guermonprez (1)].

Les luxations sous-épineuses seront réduites par des tractions faites en avant et en bas. Dans un cas, M. Le Dentu (2) a obtenu la réduction par un procédé analogue à celui de Kocher, mais dans lequel, par suite de la position inverse de la tête, les diverses positions données au bras furent une fois le coude rapproché du tronc : 1° la rotation en dedans, 2° l'élévation avec propulsion du bras en arrière, 3° la rotation en dehors. Dans un cas M. Desprès fit faire l'extension et la contre-extension pendant qu'il pressait fortement sur la tête humérale pour la porter en bas et en avant; il fit alors tirer en bas, et, se servant de l'humérus comme d'un levier et de son genou comme point d'appui, il porta fortement la tête humérale en haut et en avant par la pression du genou.

Après la réduction de ces luxations postérieures on pourra, à l'exemple de Richard, maintenir le coude un peu en arrière. Hamilton conseille en outre de placer contre la tête humérale, au-dessous de l'épine de l'omoplate, une compresse graduée qu'on maintient en place à l'aide de plusieurs tours de bande. Dans un cas où la luxation s'était partiellement reproduite le lendemain de la réduction, M. Polaillon (3) fit porter fortement le coude en arrière et l'avant-bras sur la région lombaire, la paume de la main tournée en arrière.

Dans la *luxation supra-glénoïdienne*, la déchirure cap-

(1) Guermonprez, in Thèse Ahmed-Milaud de Paris, 1890, et *Société anatomique de Paris*, 1890.

(2) Le Dentu, *Gazette des hôpitaux*, 20 oct. 1891.

(3) Polaillon, in *Observations de Audain : Tribune Méd.* de 1889, p. 331.

sulaire est placée en avant et en haut, elle intéresse la partie la plus résistante de la capsule. Dans quelques cas il s'agit donc d'une luxation sous-coracoïdienne transformée par des manœuvres de réduction qui ont agrandi en haut la déchirure capsulaire.

Les tractions directes en bas, avec quelques manœuvres de dégagement, déterminent facilement la réduction.

Traitement des complications de la luxation récente. — Les fractures concomitantes de l'acromion, de la coracoïde, du col de la glénoïde, des tubérosités humérales ne donnent pas lieu à des considérations particulières. Il n'en n'est plus de même des fractures concomitantes de la partie supérieure de l'humérus. Si la fracture humérale siège au niveau du corps de l'humérus, la moitié supérieure de celle-ci pourra encore servir à réduire, sous chloroforme évidemment, pour éviter les douleurs provoquées par les manipulations et les mouvements imprimés au foyer de fracture. C'est là le cas simple, mais il faut envisager le cas fréquent de fracture concomitante du col chirurgical.

Dans un travail récent (1) l'un de nous, complétant le mémoire d'Oger, a pu réunir 102 cas de luxations de l'épaule compliquées de fracture du col chirurgical. Cette étude nous montre que dans 20 cas la réduction immédiate a été suivie de succès par les procédés de refoulement employés seuls ou aidés d'une légère traction. Dans 7 cas la réduction a été obtenue par traction. Dans 9 cas le refoulement n'a déterminé qu'une réduction incomplète. Dans 17 cas la réduction a été impossible. Dans 4 cas la réduction fut suivie d'accidents très graves. Dans 3 cas on

(1) Poirier et Mauclaire, *Revue de chirurgie*, octobre 1892.

laissa consolider, et la réduction fut obtenue. Mais dans 7 autres cas cette réduction fut impossible après consolidation de la fracture. Dans 6 cas, la réduction ayant échoué, on obtint une pseudarthrose au niveau de la fracture humérale. Dans 1 cas on fit l'extraction de la tête humérale.

On peut d'ailleurs grouper les différents traitements employés en quatre variétés :

1° Méthode de réduction immédiate par refoulement préconisée surtout par le professeur Richet.

2° Méthode dite ancienne dans laquelle on recherche d'abord la consolidation de la fracture, puis on réduit, si possible.

3° Méthode de Riberi ; ici on ne cherche pas à réduire, on fait exécuter de bonne heure des mouvements au bras pour obtenir une pseudarthrose humérale.

4° Extraction de la tête quand le refoulement a échoué.

Comme dans les cas de fracture du col anatomique avec déplacement extra-capsulaire de la tête humérale, il est incontestable que c'est la méthode de refoulement qui doit être choisie en premier lieu. MM. Oger et Berger en ont fait ressortir tous les avantages; mais tandis que A. Richet recommandait de pratiquer le refoulement sans traction, M. Berger conseille au contraire de faire une légère traction pour dégager la tête humérale et la replacer ensuite par des manœuvres de coaptation directe dans la cavité articulaire, si la luxation est de cause directe; ou en poussant la tête vers la partie inférieure de la capsule si la luxation est de cause indirecte. Pour pratiquer ce refoulement on pourrait se munir d'un poinçon qui refoulerait plus facilement la tête luxée

(Duplay). Bref, cette méthode de refoulement aidée d'une traction légère et faite pendant le sommeil chloroformique est évidemment la méthode de choix, mais elle donne parfois des insuccès (voir la statistique de notre mémoire).

La méthode ancienne consistant à laisser consolider la fracture d'abord et à réduire ensuite n'a guère donné que trois succès contre sept insuccès. M. Berger considère cette méthode comme inutile, dangereuse même. « Non seulement la déchirure de la capsule peut être en partie réparée et la cavité articulaire oblitérée en partie aussi par des débris, mais des adhérences solides réunissent le cal au tissu cellulaire, aux ligaments, aux muscles environnants et si, aussitôt après l'accident, il y avait quelques menaces de rupture des nerfs ou des vaissaux contigus au col huméral par les tractions exercées sur cet os, combien ce danger n'est-il pas accru par l'union que ces organes ont inévitablement contractée avec les couches périphériques du cal provisoire! A une faible chance de réduction, l'on doit opposer la certitude d'un retour inflammatoire causé par les manœuvres nouvelles, la possibilité de lésions surajoutées des tissus avoisinant la fracture, la rupture des nerfs du plexus brachial, de l'artère de la veine axillaire et, sans aller si loin, l'éventualité d'une fracture itérative du col de l'humérus encore imparfaitement consolidé. »

Si pour des raisons quelconques, la consolidation de la fracture était produite et la luxation non réduite, nous préférerions, par une arthrotomie consécutive, essayer alors de réduire la tête humérale, comme nous le discuterons plus loin à propos des luxations irréductibles de l'épaule. Ce traitement méthodique, si la néarthrose était insuffisante, serait plus profitable qu'une tentative aveugle et aléatoire de réduction si tardive.

La troisième méthode ou méthode de Riberi consiste à rechercher une pseudarthrose dans l'esprit de son inventeur. Mais, comme le fait remarquer M. Berger, la pseudarthrose à l'extrémité supérieure de l'humérus est bien rare; de plus, comme les mouvements ne sont commencés que le 21e jour, il est plus probable que c'est une néarthrose extra-glénoïdienne que l'on obtient par cette méthode.

Cette méthode est un pis-aller qui ne doit être employé que si le refoulement n'a pas réussi, ou bien si l'on ne veut pas recourir à une intervention sanglante. Mais cette pseudarthrose, ou mieux cette néarthrose extra-glénoïdienne ne permettra que des mouvements limités. Elle doit être préférée dans tous les cas au refoulement à outrance qui fut tenté sans succès jusqu'à 11 fois dans l'observation de Langenbeck et qui contribua peut-être un peu à la mort du malade.

Pour les fractures du col chirurgical compliquant la luxation de l'épaule, peut-on employer la méthode qui a été recommandée pour le traitement de la fracture du col anatomique compliquée de déplacement extra-capsulaire de la tête c'est-à-dire *l'extraction de la tête quand le refoulement n'a pas réussi, ou quatrième méthode?*

Nous le croyons, quand la fracture du col chirurgical est placée très haut et que l'extrémité supérieure du fragment inférieur est encore assez rapprochée de la cavité glénoïde pour pouvoir former une néarthrose suffisante.

C'est ce que fit Tripier (1), et pour lui il faut distin-

(1) *Congrès de chirurgie*, 1888.

guer les cas où la tête est encore en rapport avec le corps de l'os et ceux où elle en est séparée à une plus ou moins grande distance. C'est dans le premier cas surtout qu'il faut intervenir, car alors existent des obstacles insurmontables, et si l'on n'intervient pas par la méthode sanglante, le malade aura bien des chances pour rester infirme.

Dans le deuxième cas, c'est-à-dire lorsque la tête est éloignée de l'extrémité supérieure de l'humérus fracturé, Tripier ne juge pas l'intervention nécessaire; il préfère dans ce cas avoir recours à la méthode de Riberi.

Quand en même temps que la luxation et que la fracture du col chirurgical, il existe des troubles vasculaires, nous pensons avec Tripier qu'il ne faut jamais se livrer à des manœuvres de réduction. En effet, comme il est très difficile, parfois même impossible de savoir s'il existe une lésion de l'artère ou seulement une simple compression, il est préférable de s'abstenir de toute manœuvre qui dans le cas de déchirure ne pourrait qu'aggraver la situation. C'est dans ce cas qu'il faut intervenir directement; comme on est à peu près certain de réduire, on supprime la cause dans le cas de compression et l'on n'est pas nuisible dans le cas de rupture vasculaire.

D'après son observation de luxation compliquée de fracture du col chirurgical et de blessure de l'artère axillaire, Tripier pense que s'il existait une blessure simple de l'artère, on devrait lier dans la plaie. Cette manière de faire nous paraît fort sage et bien supérieure à la ligature de la sous-clavière. Ch. Nélaton a résumé d'ailleurs, de la façon suivante, la conduite à tenir dans les cas de luxation simple.

La blessure de vaisseaux, dans les cas de luxation simple, doit être, « non pas comme autrefois la ligature de la sous-clavière par la méthode d'Anel, mais bien l'ouverture du foyer axillaire, la ligature des deux bouts divisés et la réduction de la luxation par impulsion directe sur la tête mise à nu ». La même thérapeutique est applicable quand il existe une fracture du col chirurgical.

La gangrène suivant les circonstances pourra tôt ou tard commander l'amputation ou la désarticulation. Cette complication vasculaire compliquant la fracture est heureusement assez rare, bien qu'il s'agisse le plus souvent dans ces cas de luxation compliquée de fracture, de vieillards chez lesquels la dégénérescence athéromateuse des artères est fréquente.

Mac Cormac, au Congrès de chirurgie de Paris de 1893, dit avoir fait l'extraction de la tête humérales dans ces conditions. Craft et Clutton firent de même dans deux cas analogues.

Les lésions nerveuses dans le cas de luxation sont dues le plus souvent à la compression par la tête humérale. Celle-ci réduite, les troubles nerveux disparaîtront. S'il s'agissait d'une compression nerveuse par le cal d'une fracture compliquant la luxation, une ostéotomie et un désenclavement du nerf seraient nécessaires. La paralysie musculaire circonscrite consécutive à la contusion nerveuse sera traitée par l'électrisation. Le fait est fréquent pour le nerf circonflexe, dont la paralysie entraîne l'atrophie du deltoïde [Duplay (1), Vincent (2)].

(1) Duplay, *Gazette des hôpitaux*, 20 mai 1880.
(2) Vincent, Thèse Paris, 1876.

Luxations anciennes de l'épaule.

Pour la plupart des auteurs, ce sont les brides extra-articulaires qui opposent la principale résistance aux tentatives de réduction. Pour M. Ch. Nélaton, il se produit un rétrécissement de la boutonnière capsulaire; celle-ci étrangle la tête humérale, pour ainsi dire. La rétraction ne porte que sur les bords de la déchirure et le reste de la capsule demeure souple. Pour faire rentrer la tête déplacée, il faut rompre une des lèvres de la boutonnière capsulaire qui étrangle le col anatomique.

Pour réduire ces luxations il faudra tout d'abord, par des tractions et des mouvements de rotation brusques, rompre les adhérences de la tête humérale ou rompre et distendre l'une des lèvres étranglantes de la boutonnière capsulaire. Cela fait, on emploiera alors franchement les procédés de douceur, celui de Lacour Kocher, les tractions élastiques ou manuelles ou le procédé de Mothe. L'anesthésie sera souvent nécessaire.

Dans les luxations anciennes de l'épaule datant de 2 à 3 mois on emploie les procédés de force, avec l'appareil de Jarvis ou mieux l'appareil analogue, mais non semblable, de Hennequin.

Comme le fait remarquer M. Charles Nélaton, il ne s'agit pas de déterminer une traction considérable, il faut par des mouvements de rotation déterminer la distension des lèvres capsulaires qui étranglent la tête humérale.

Tous les procédés employés sont des variantes des procédés classiques où la rotation est employée. Ainsi pour les intra-coracoïdiennes Schinzinger fait une rotation forcée en dehors, suivie d'une rotation en dedans pendant qu'un aide appuie sur la tête humérale pour l'empêcher de glisser de nouveau sous l'apophyse coracoïde. Dans d'autres cas le même chirurgien fixe l'omoplate, puis il porte le bras dans l'abduction forcée, tandis que les doigts d'un aide engagés sous l'aisselle repoussent la tête dans la cavité glénoïde. On termine par une adduction rapide combinée à la rotation en dedans.

Kroenlein préfère, avec raison, mobiliser la tête luxée par des mouvements de rotation et de flexion et ne tirer qu'après avoir tant soit peu mobilisé cette tête.

M. Desprès a également conseillé ces manœuvres de manipulations préalables ; faites en deux séances elles éviteront souvent l'emploi des moufles. Mais il ne faut pas seulement faire des mouvements de rotation de la tête humérale pour détruire les adhérences, il faut élever le bras et le placer dans la verticale. Dans ce mouvement l'on se sert de l'humérus comme d'un levier de 2e genre, le point d'appui est pris sur l'acromion, la puissance agit par la main du chirurgien appliquée sur la partie inférieure du bras près du coude, la résistance à vaincre est autour de la tête humérale.

On se contentera donc d'une traction de 100 kilogrammes. Pour dégager la tête, on pourra, au moment du déclenchement, attirer avec une serviette l'extrémité supérieure de l'humérus en haut et en dehors, — ou bien en abaissant on pourra mettre un obstacle dans l'aisselle sur lequel les deux tiers inférieurs de l'humérus pèseront comme sur un levier en bascule.

Les luxations anciennes, variété postérieure, résistent beaucoup aux tractions. Lepelletier cependant réduisit une luxation de 45 jours en faisant tirer par trois aides horizontalement et en dehors, puis opérant la bascule sur son avant-bras. Malgaigne en réduisit une de 4 mois à l'aide d'une traction horizontale portée à 120 kilos, puis d'une forte pression avec le genou pour repousser la tête en avant. Dans un autre cas datant de 5 mois et demi, le même chirurgien fit une traction de 132 kilos, et la pression seule ne suffisant pas, il obtint la réduction par un mouvement de bascule en attirant le coude de bas et en arrière. Sedillot a obtenu une réduction au bout de 380 jours au moyen d'une traction de 150 kilos, suivie d'un mouvement de bascule analogue.

Toutes ces tractions énormes nous paraissent actuellement bien dangereuses et doivent être remplacées par l'arthrotomie, comme nous l'avons déjà dit plusieurs fois.

Luxations invétérées irréductibles.

Ici ce ne sont pas seulement les lèvres de la boutonnière qui sont rétractées, mais la totalité de la capsule qui en se fronçant, en se fermant comme une bourse à coulisse, efface sa cavité de réception au point de la rendre inaccessible à la tête déplacée. (Ch. Nélaton.)

D'après Lafaurie, après 3 mois, une luxation sous-coracoïdienne et sous-glénoïdienne peut être considérée comme irréductible ; après 2 mois pour les intra-coracoïdiennes et les sous-claviculaires ; après 5 mois par les sous-épineuses et sous-acromiales.

Ces données sont très vagues et sujettes à caution, puisqu'on a pu réduire des luxations de l'é-

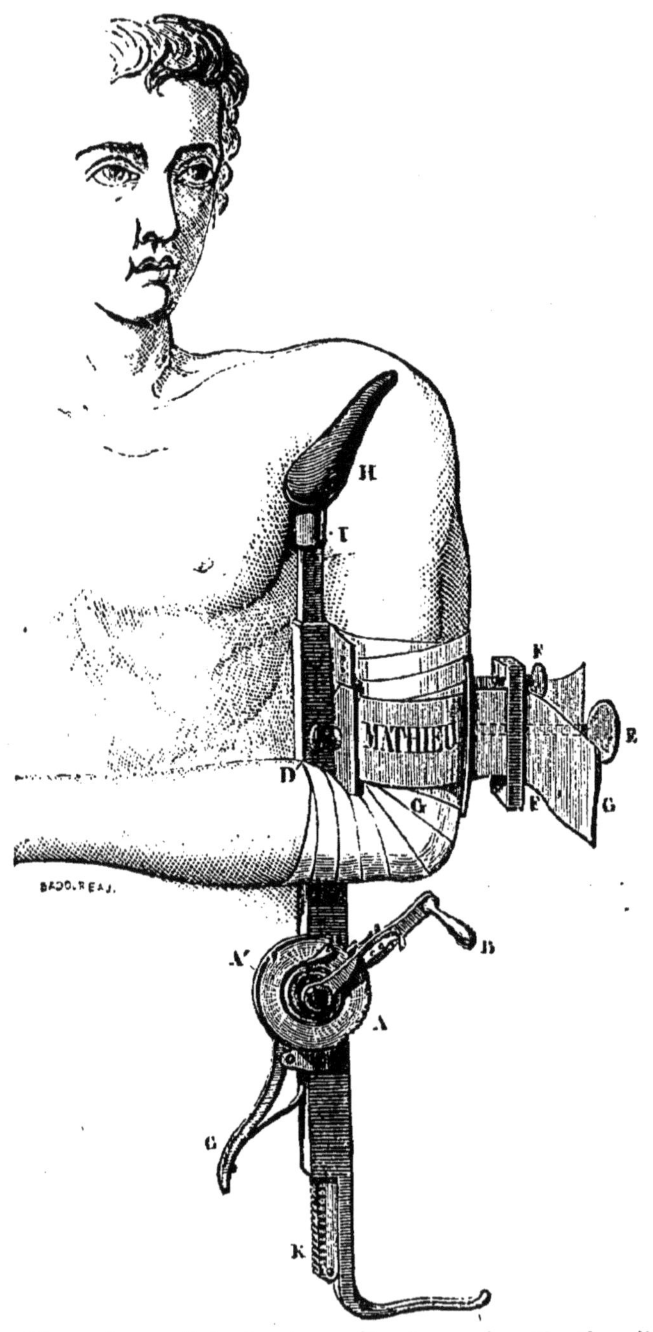

Fig. 26. — Appareil de Jarvis appliqué pour la réduction d'une luxation de l'épaule.

paule après 8 ans (!) (Kœnig), et symétriquement des luxations datant de quelques semaines à peine sont restées irréductibles. Nous nous sommes déjà suffisamment expliqués sur ce point dans les généralités.

De la ténotomie pour la réduction des luxations irréductibles. — Elle fut pratiquée par Weinhod en 1819, puis par Diffenbach (1839), Simon, Polaillon, D. Mollière, etc.

Voici le procédé employé par M. Polaillon : « Dans un premier temps on fait pénétrer à un centimètre au-dessous du sommet de l'acromion un ténotome pointu, qu'on dirige horizontalement de dehors en dedans jusqu'à la tête humérale.

« Dans un deuxième temps on glisse un long ténotome mousse entre la face antérieure de la tête humérale et le muscle deltoïde, et l'on coupe contre l'os tous les tissus fibreux ; puis on retire un peu l'instrument pour le glisser en arrière de la tête de l'humérus et couper en ce point les tissus fibreux. Cela fait, on peut encore contourner d'un côté à l'autre l'extrémité supérieure de l'humérus en détruisant la plupart des brides supérieures. Au bout de 2 à 3 jours la plaie cutanée étant cicatrisée, on renouvellera les tractions pendant la chloroformisation, et si la luxation ne se réduit pas, on peut dire à bon droit qu'elle est au-dessus des ressources de l'art. »

Mollière, au Congrès de Chirurgie de 1886, dit avoir obtenu 7 succès par la méthode des sections sous-cutanées. Quoi qu'il en soit, nous avons dit plus haut ce qu'il fallait penser de cette méthode, qui doit aujourd'hui laisser le pas à l'arthrotomie ou à la résection.

De l'arthrotomie pour la réduction des luxations irréductibles. — M. Ch. Nélaton a montré que c'est la partie postérieure de la capsule qui se trouve jetée comme un voile sur la cavité glénoïde et empêche ainsi la réduction. Par l'arthrotomie il faut donc, pour lever cet obstacle postérieur, faire une incision postérieure.

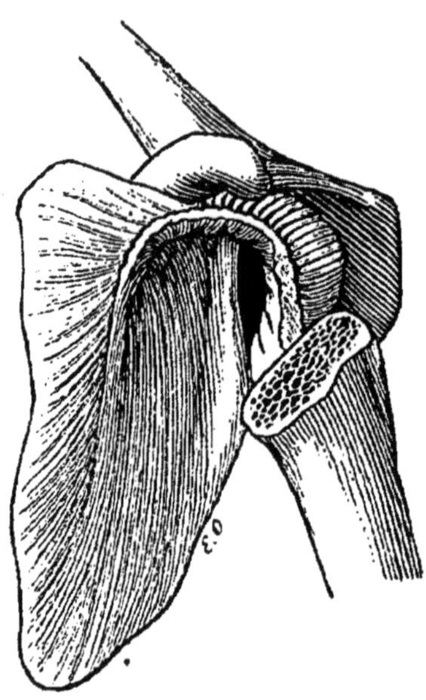

Fig. 27. — La tête luxée a été réséquée après désinsertion de la capsule aux tubérosités humérales. Cela permet de reconnaître la cavité accidentelle qu'occupait la tête déplacée limitée en avant par le sous-scapulaire, en haut et en dehors par la capsule, dont le bord désinséré forme une courbe demi-circulaire à concavité inférieure. La résection de la tête permet aussi de voir l'orifice qui conduit dans la cavité glénoïde et par lequel la tête est sortie. Il est circonscrit en avant par le bord glénoïdien, en arrière et en dehors par la partie moyenne de la *capsule froncée comme le collet d'une bourse à coulisse*. Il est trop étroit pour permettre le retour de la tête dans sa cavité (dessin de Farabeuf in article de Ch. Nélaton, *Traité de Chirurgie* de Duplay et Reclus).

Cependant Lister, cité par M. Ch. Nélaton, fit dans 4 cas une incision qui partait de la coracoïde et se prolongeait en bas suivant le sillon pectoro-deltoïdien, il décolla la capsule en dedans et en dehors jusqu'aux surfaces d'insertion des muscles rotateurs externes.

M. Ch. Nélaton recommande de faire à un travers de doigt du bord externe de l'acromion une incision

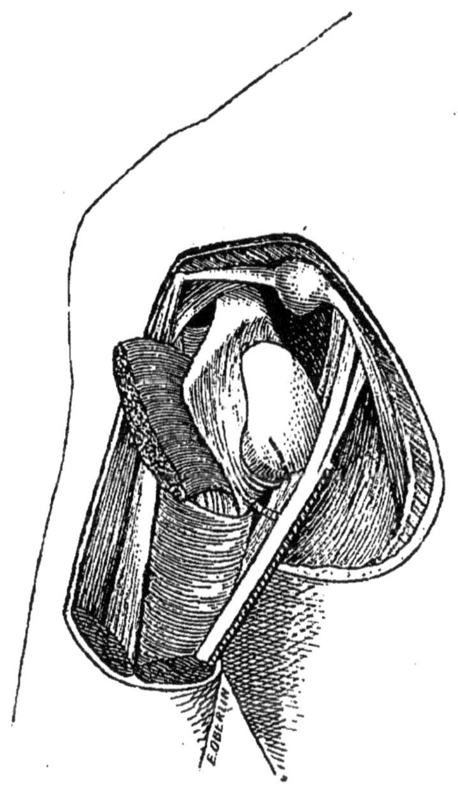

Fig. 28. — La tête luxée est étranglée au niveau du col anatomique par les lèvres de la déchirure capsulaire formant collerette autour d'elle. Le muscle sous-scapulaire divisé au niveau de sa partie moyenne, a son chef externe incliné en dehors. On voit son tendon s'engager dans sa boutonnière capsulaire normale et par cette boutonnière on aperçoit la cavité glénoïde vide (dessin de Farabeuf in article de Ch. Nélaton, *Traité de Chirurgie* de Duplay et Reclus).

antéro-postérieure de 8 centimètres, qui coupe en travers le deltoïde, les tendons des muscles sus-épineux et sous-épineux et petit-rond.

M. Sévéreanu, au Congrès de Chirurgie de Paris en 1893, dit dans un cas avoir fait une incision transversale postérieure pour faire l'arthrotomie, cette incision transversale suivie d'une incision verticale antérieure lui fut très commode.

M. Pierre Delbet reproche à la voie postérieure de laisser le chirurgien complètement désarmé quand elle échoue, puisqu'il est impossible de faire franchir à la tête le promontoire glénoïdien pour l'amener dans l'incision et le réséquer. Etant donnée la résistance des adhérences antérieures de la tête, M. Delbet conseille la voie antérieure, c'est-à-dire une incision inter-pectoro-deltoïdienne qui permet de libérer la tête de ses adhérences et ne lèse aucun muscle. On pourrait aussi employer l'incision de Langenbeck, comme pour la résection de l'épaule, et qui va plus directement sur la cavité glénoïde.

Quant à la voie axillaire recommandée par Langenbeck pour cette raison que dans l'abduction la tête vient faire saillie sous la peau, elle n'est pas bonne; en effet elle ne permet pas la réduction, elle ne permet pas de voir réellement l'état de la cavité glénoïde, elle n'est pas bien commode pour la réduction de la tête. Bardenhauer et Volkmann, Kuster, Thomas (1), furent très gênés par cette incision, et blessèrent des vaisseaux.

Nous nous rappelons également avoir fait par cette voie axillaire la résection d'une tête humérale fracturée au niveau du col anatomique et encore en faible partie adhérente à la diaphyse. Aussi, la résection fut assez difficile, la voie antérieure eût certes été plus commode.

(1) Cités par Pierre Delbet, *Archiv. génér. de médecine*, 1893.

En 1882 Schœnborn (1) employa une incision latérale, mais l'opération fut longue.

Dans un cas de luxation sous-acromiale datant de trois mois, M. Tillaux (2) se proposa de pratiquer l'opération suivante, si la réduction non sanglante échouait : incision horizontale parallèle à l'acromion, division des fibres du deltoïde à un travers de doigt au-dessous de l'acromion, mise à nu de la tête humérale, incision verticale sur le deltoïde, section des adhérences formées autour de la tête, grattage de la cavité glénoïde, reformation de sa cavité.

M. Racovianni (3), pour un cas de luxation datant de 103 jours, fit l'opération suivante : 1° section du bec de l'acromion ; 2° rabattement du deltoïde ; 3° ouverture de l'article ; 4° destruction des adhérences ; 5° réduction. De si grands délabrements ne nous paraissent pas utiles.

Sur 28 arthrotomies on note, d'après P. Delbet, 3 morts, et sur 25 guérisons on trouve :

6 résultats bons, 6 assez bons, 1 cas où la luxation se reproduisait, 4 résultats très médiocres, 1 fracture de l'humérus, 4 résections secondaires, 2 résultats inconnus.

D'après Schede le résultat fonctionnel est cependant encore meilleur après l'arthrotomie suivie de réduction qu'après la résection.

Ainsi que le font remarquer Ollier et Pierre Delbet, il ne faut pas vouloir réduire à outrance et si les débridements nécessaires pour la réduction sont énormes, il vaut mieux réséquer.

Depuis la statistique précédente de P. Delbet, 6 cas

(1) Schœnborn, *Berliner klinische Wochenschrift*, 4 décembre 1882.
(2) Tillaux, *Clinique in France médicale*, 1892 p. 817.
(3) *Roumanie médic.*, mars 1893.

d'arthrotomie suivie de résultats très satisfaisants ont été publiés par Sévéreanu et Polosson (de Lyon), au Congrès de Chirurgie de 1893.

De la résection primitive comme traitement des luxations irréductibles. — C'est évidemment un pis-aller qui dorénavant sera d'autant plus rare que l'arthrotomie sera plus précoce.

Sur 8 interventions sanglantes faites dans ces conditions, Kocher fit une fois l'arthrotomie et la réduction. Dans les 7 autres cas, la résection fut nécessaire. Il y eut 1 mort et, sur les 6 guérisons, les mouvements furent dans plusieurs cas très incomplets.

Knapp a rassemblé 20 cas de résection qui donnent 4 morts, 16 résultats bons et quelques-uns très bons.

P. Delbet plus tard a réuni 34 cas et trouve 5 morts, et sur ces 29 cas il note 13 résultats satisfaisants, 5 médiocres, 2 mauvais, 9 résultats inconnus.

Parona (1) eut à intervenir dans un cas de luxation extra-coracoïdienne de l'humérus gauche irréductible datant de 7 mois. La tête déplacée était le siège d'une ostéite avec trajet fistuleux, et la cavité glénoïde était en partie comblée par des tissus fibreux, de telle sorte qu'il fut nécessaire, pour réduire, de réséquer la tête. La guérison fut complète et le membre récupéra la presque totalité de ses mouvements. M. Delorme (2) a rapporté récemment un cas de luxation sous-épineuse irréductible traité par la résection.

De la fracture du col huméral pour les luxations irréductibles. — C'est une méthode trop aléatoire dans

(1) Parona, *Archiv. di Ortop.*, 1890, n° 1.
(2) *Société de Chirurgie*, mars 1825.

ses résultats pour que nous la recommandions. Pour faire cette fracture, Mears fit une section du col huméral avec une petite scie d'Adam. Mais, ainsi que le fait remarquer Pierre Delbet, la pseudarthrose constitue à elle seule une infériorité suffisante pour tenter une autre intervention.

D. Mollière conseille d'employer l'ostéoclaste de Robin pour faire une fracture humérale aussi haute que possible, « au niveau du col anatomique », dit-il. L'idée est peut-être bonne, mais la production d'une fracture si haut située nous paraît bien difficile, d'après quelques expériences personnelles (Mauclaire).

M. Després (*Société de chirurgie*, 1879) conseille de fracturer le col de l'humérus, non pas pour obtenir une pseudarthrose, puisqu'il recherche la consolidation de la fracture, mais pour amener une atrophie de la tête humérale et par là une mobilité plus grande de la néarthrose (1).

Mais, ainsi que le fit remarquer M. Duplay, on n'est jamais sûr de fracturer l'humérus au point voulu. D'autre part, au lieu de s'atrophier, la tête humérale peut s'hypertrophier et cette hypertrophie n'est d'ailleurs pas rare (Pierre Delbet).

Accidents dus aux efforts de réduction dans les cas de luxations invétérées ou récentes. — Il nous suffit de les énumérer. L'arrachement de la peau, sa déchirure, ont quelquefois été observés. Pour éviter cet accident, il faut n'appliquer le bracelet de traction qu'après avoir fortement rétracté la peau en haut vers la racine du membre.

L'arrachement du membre est une exception, mais qu'il faut avoir toujours présente à l'esprit [Cas de

(1) Valentini, Thèse Paris, 1881.

Flaubert, de A. Guérin, Bothevell, Smith (1)]. Les fortes tractions méthodiques avec des dynamomètres évitent actuellement, autant que possible, cet accident. Une contre- extension méthodique, c'est-à-dire la fixation de l'omoplate, éviterait ces complications, d'après Bonnet.

Les déchirures du tissu cellulaire sous-cutané, des muscles, s'observaient également souvent autrefois (Cas rapportés par Callender). Les fractures du col chirurgical sont chose assez fréquente dans la réduction des luxations de l'épaule chez les vieillards et chez les jeunes sujets dans les cas de luxations invétérées. Elles se produisent surtout quand, par des mouvements de rotation forcée, on veut rompre des adhérences qui fixent depuis quelque temps la tête dans sa nouvelle position. Aussi, chez les individus âgés, la traction pure et simple nous paraît être exceptionnellement un procédé préférable à ceux où la rotation est pratiquée.

En tout cas, quand la fracture existe, qu'elle soit provoquée ou spontanée, le traitement est le même que celui que nous avons étudié plus haut (page 140).

Schœnborn a signalé un cas de fracture concomitante de l'omoplate. Ce fait est bien rare et ne comporte pas de thérapeutique spéciale.

Les ruptures artérielles compliquent parfois la réduction des luxations récentes ou invétérées, et cela assez souvent chez les athéromateux. Kœrte a réuni 48 cas de lésions vasculaires : l'artère entre pour 80 0/0 dans ces cas (2). Cet accident, qui survient surtout dans les cas où la traction a été très violente

(1) SMITH, *The Lancet*, 6 juillet 1878.

(2) STIMPSON, *Med. New.*, 1885, p. 653, et KŒRTE, *Arch. f. Klinische chirurg.*, t. XXVII, p. 631.

et dans ceux où la luxation est assez ancienne, est assez difficile à éviter. Rien ne peut le faire prévoir. Quoi qu'il en soit, avant de réduire une luxation, il faudra commencer par examiner le pouls huméral pour ne pas attribuer aux tentatives de réduction une complication survenue au moment même de l'accident.

Pour traiter cette complication, il faut faire la ligature des deux bouts de l'axillaire rompue (Ch. Nélaton). Cette intervention, actuellement démontrée utile, modifiera de beaucoup la statistique de Kœrte qui, sur 36 blessures artérielles, note 26 morts d'hémorrhagie.

Les ruptures veineuses sont beaucoup plus rares, et cette rareté tient peut-être à ce que la veine axillaire, jamais athéromateuse évidemment, est moins tendue que l'artère, plus molle et s'efface plus facilement devant un traumatisme. Si cet accident survenait, il faudrait, comme pour la rupture artérielle, inciser et lier les deux bouts de la veine dans le foyer hémorrhagique, ou une ligature veineuse latérale, s'il y a lieu.

Les arrachements nerveux sont exceptionnels. Les cas de Flaubert, de Debruyn sont restés isolés Si on les observait dans un cas de luxation compliquée de plaie, la suture nerveuse est actuellement un traitement rationnel. La névrite par élongation ou compression est assez fréquente. En explorant la sensibilité de l'épaule avant toute tentative de réduction (Panas, Th. Anger), on saura s'il faut l'attribuer au traumatisme initial ou au chirurgien, remarque utile en pratique. L'électricité faradique fera, après plusieurs séances, reparaître la mobilité des muscles parésiés par suite de cette lésion nerveuse.

La compression des muscles, leur distension, leur contracture de longue durée peut, après la réduction, être suivie de parésie musculaire. Le massage, l'électricité remédieront à cet accident peu grave.

Luxations récidivantes. — Pour comprendre la thérapeutique de cette variété de luxation, rappelons que la récidive a été attribuée : 1° à l'étendue plus grande de la partie antérieure de la capsule articulaire cicatrisée ; 2° à la fracture du rebord antérieur de la cavité glénoïde ou d'une portion de la sphère humérale qui permettrait le glissement et le déplacement de cette dernière sous l'influence la plus légère (Boyer, Bardenhauer) ; 3° à une largeur anormale de la communication entre la bourse séreuse du sous-scapulaire et la cavité articulaire : la tête s'échapperait par cet orifice de dimensions exagérées (Roser) ; 4° à l'arrachement des insertions humérales des muscles sous-épineux et petits-ronds, d'après Jœssel, cité par M. Ch. Nélaton ; 5° à un large décollement capsulo-périostique au-devant de la cavité glénoïde, d'après A. Broca et Hartmann, théorie adoptée également par M. Ch. Nélaton. Cette théorie est celle qui, le plus souvent, est la vraie. C'est elle qui va guider la thérapeutique au point de vue préventif. Quant au point de vue curatif, rappelons que dans ces cas la capsule relâchée ne permet pas facilement la réduction par le procédé de Lacour-Kocher.

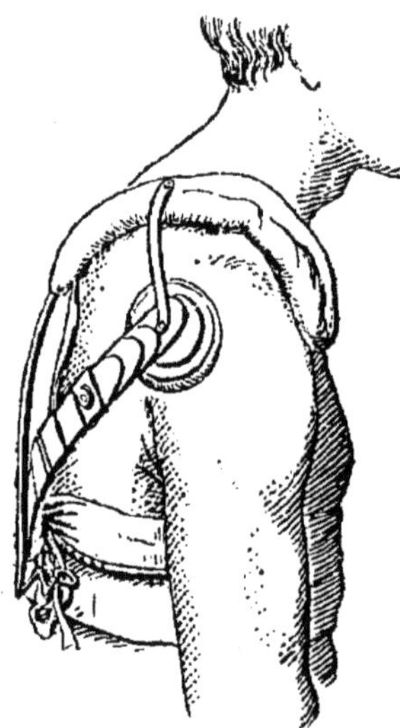

Fig. 29. — Appareil de Sedillot destiné à contenir une luxation sous-épineuse récidivante (in Hamilton).

Les appareils, il est vrai, donnent de bons résultats assez souvent (Le Fort) (1). Et, cependant, il y a quelques années, les internes de garde voyaient de temps à autre, dans les hôpitaux de Paris, un épileptique de Bicêtre qui, malgré un appareil des plus perfectionnés, venait souvent se faire réduire sa luxation, dont il ne comptait plus les récidives. Une simple traction suffisait d'ailleurs; avec un peu d'intelligence, il aurait pu la réduire lui-même en s'attachant les mains à un point fixe. Déjà Hippocrate raconte que quelques-uns de ces malades à luxations récidivantes de l'épaule, placent le poing dans l'aisselle du côté blessé, puis ils rapprochent du tronc le coude, qu'ils appuient contre un corps résistant.

Avec l'antisepsie, les interventions sanglantes n'ont pas tardé à être faites. Tout d'abord, Genzmer fit dans deux cas des injections de teinture d'iode pure dans la jointure.

Albert fit la soudure des deux surfaces articulaires par arthrodèse. C'est là, suivant nous, une méthode trop radicale.

La résection de la tête humérale a été faite par Cramer, Volkmann, Küster, Lobker, Jœssel, Ch. Nélaton. Ce dernier chirurgien ne fut pas satisfait du résultat qu'il obtint.

L'excision d'une portion de la capsule de façon à la rétrécir est, à notre avis, le meilleur traitement de ces tractions récidivantes. C'est ce que fit Gerster. C'est ce que fit, plus récemment, M. A. Ricard (2). Dans deux cas, ce chirurgien fit une incision de 12 centimètres sur l'interstice pectoro-deltoïdien,

(1) Le Fort, Luxation récidivante de l'épaule. 72e luxation. Appareil. (*Gazette des hôpitaux*, 1888, 14 sept.)

(2) Ricard, Académie de médecine, nov. 1892.

puis il prolongea ensuite l'extrémité supérieure de l'incision en la coudant à angle aigu de façon à suivre le contour de l'insertion du deltoïde sur la clavicule et l'acromion. Le deltoïde est ensuite rabattu en arrière et en dehors. On soulève le coraco-brachial, le bras est mis en rotation forcée en dedans pour coudre la capsule. On passe alors sur toute la hauteur de la paroi antérieure de la capsule trois fils de soie plate, verticalement dirigés en les serrant; on réduit la paroi antérieure de la capsule en un petit moignon. Suture des muscles.

Dans les deux cas, il n'y eut plus de récidive, après cette intervention ingénieuse.

Corri (1) a rapporté récemment un cas analogue. Dans un cas de luxation récidivante, Dubreuil (2) (de Montpellier) fit six injections de II gouttes chacune avec la solution de chlorure de zinc au 1/10 sur divers points de la partie antéro-supérieure du moignon de l'épaule, au-dessous de l'acromion. Le résultat fut très satisfaisant.

Luxations du coude récentes.

Luxations en arrière. — C'est la variété la plus fréquemment observée. Ce qui gêne ici la réduction spontanée, c'est l'engrenage des surfaces articulaires et la contraction musculaire. Or, ce sont là deux obstacles qu'il est assez facile de surmonter. Il faut donc ici faire glisser la coronoïde d'arrière en avant sur le versant postérieur de la trochlée; en même temps la tête radiale doit descendre et se réappliquer sur le condyle huméral. Pour opérer cette

(1) Corri, *Riforma medica*, 1895, p. 411.
(2) Dubreuil, *Semaine médicale*, 23 fév. 1892.

manœuvre, il faudra soit tirer, soit presser, soit fléchir, soit étendre, d'où évidemment les *quatre principales méthodes* employées : la *traction*, la *pression*, la *flexion*, l'*extension*.

Pour la *traction*, voici comment le chirurgien la

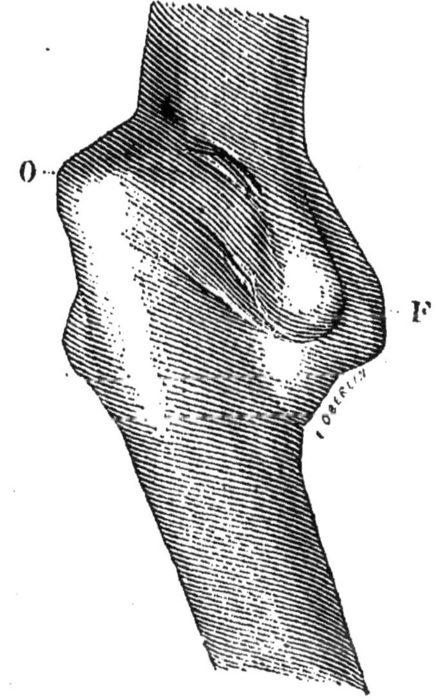

Fig. 30. — Luxation complète en arrière.

pratiquera. Un aide placé vers la tête du malade fera la contre-extension en tirant sur le bras ; le chirurgien placé vers l'extrémité du membre fera une légère rotation en dedans, puis une autre en dehors, et continuera ensuite à tirer directement vers lui en tirant sur la partie inférieure de l'avant-bras et en inclinant celui-ci d'abord en dedans, puis en dehors.

Ces petits *mouvements de dégagement* ou de rotation légère nous paraissent utiles à conseiller.

La facilité avec laquelle la traction réduit assez souvent les luxations du coude a fait penser que très souvent la *pression* serait suffisante pour obtenir cette réduction. En effet, il est facile par la pression de refouler en avant l'olécrâne déplacé. Desault avait souvent recours à cette méthode. Placé derrière le

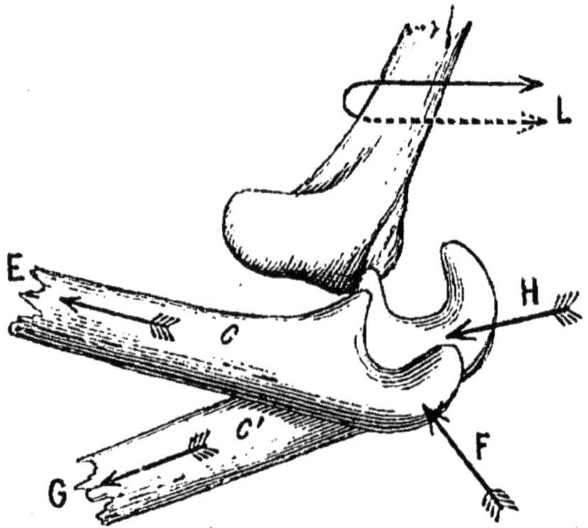

Fig. 31. — Schéma des manœuvres de réduction dans les luxations du coude en arrière (d'après Anger).

malade, il embrassait la face antérieure du bras fléchi avec ses deux mains croisées en avant et attirait l'humérus en arrière, tandis que ses deux pouces appuyant sur l'olécrâne le poussaient en avant. *La traction et la pression combinées constituent donc le procédé de choix.*

Dans le procédé de la *flexion forcée* (procédé de Cooper), on se sert du bras de levier considérable fourni par l'avant-bras pour écarter la coronoïde de la trochlée et permettre le refoulement en avant du cubitus et du radius. Un corps résistant, tel qu'un gros morceau de bois arrondi, est placé entre l'humérus et l'avant-bras. C'est sur lui que s'appuiera l'avant-bras dans la flexion forcée. Dans ce *mouvement de bascule*, le petit bras de levier représenté par l'apophyse olécranienne et la tête radiale s'écartent des points où ils sont engrenés et une simple impulsion faite sur eux réduit la luxation.

Dans le procédé de l'*extension forcée* (procédé de Pingaud), le chirurgien doit forcer l'extension de l'avant-bras sur le bras, au point de produire une flexion dorsale ; en même temps, des aides pratiquent l'extension et la contre-extension, le chirurgien chargé de la coaptation n'a plus qu'à propulser l'olécrâne.

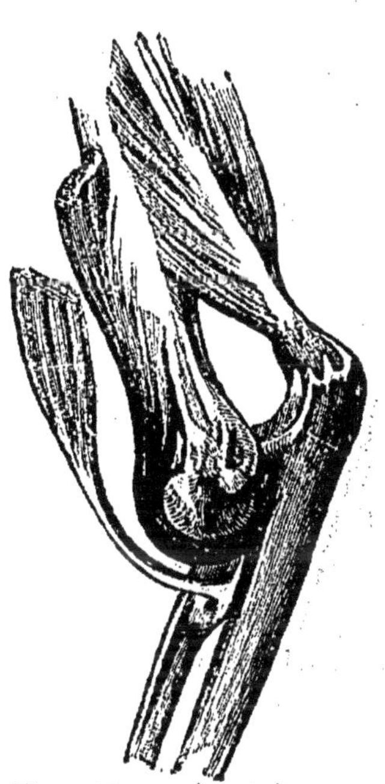

Fig. 32. — Luxation en arrière. Rapports des muscles.

Zuckerkandl (1) pense que cette hyperextension peut être faite utilement au début d'une tentative de réduction. Pour lui, les ligaments qui vont de l'épicondyle aux os de l'avant-bras sont tendus et s'opposent à la flexion ; en rompant ces faisceaux par l'hyperextension, on facilite la flexion et partant la réduction.

Dans les cas de réduction datant de quelques jours, voici le procédé conseillé par M. Ch. Nélaton. Le malade étant couché et endormi, le bras est écarté du

(1) ZUCKERKANDL, *Deutsche Zeitschrift f. chir.*, t. XXVIII, p. 597.

corps et porté dans l'abduction, l'avant-bras en supination est fléchi à angle droit sur le bras. Une alèze nouée sur le tiers inférieur du bras sert à faire la contre-extension, tandis qu'un bracelet extenseur est appliqué au-dessus du poignet. La traction étant ainsi disposée et commencée, le chirurgien se place en arrière du bras, croise ses doigts sur la partie antérieure de l'humérus, qu'il attire en arrière, tandis qu'avec ses pouces il projette l'olécrâne en avant, suivant le procédé de Desault. Pendant la traction, des mouvements alternatifs de pronation et de supination suffisent quelquefois à dégager brusquement la coronoïde et à déterminer la réduction. La traction à l'aide des tubes élastiques est fortement recommandée par M. Ch. Nélaton.

M. Desprès (1) conseille de réduire par des tractions le radius avant le cubitus, en pressant avec le genou sur la face externe du bras de façon à exagérer le mouvement de latéralité en dehors. Le radius se réduit, on continue la traction, puis en pliant vivement l'avant-bras le cubitus se réduit à son tour.

L'articulation du coude étant une articulation ginglymoïdale, les raideurs articulaires sont fréquentes après la réduction. *L'immobilisation après la réduction sera courte et c'est de la précocité des mouvements provoqués et du massage que dépend le rétablissement du fonctionnement de l'articulation.*

Le traitement des complications est assez difficile quand il s'agit de fractures de l'olécrâne, de l'apophyse coronoïde ou de la tête radiale. Ces extrémités osseuses, en effet, peuvent gêner la réduction, elles peuvent même la rendre impossible et nécessiter

(1) Desprès, *Gazette des hôpitaux*, 1890, 30 oct.

comme pour l'épaule une arthrotomie, voire même une résection. Si la réduction de la fracture et de la luxation a été possible, le moindre mouvement peut déterminer de nouveau la luxation. L'immobilisation dans un appareil plâtré appliqué sous le chloroforme,

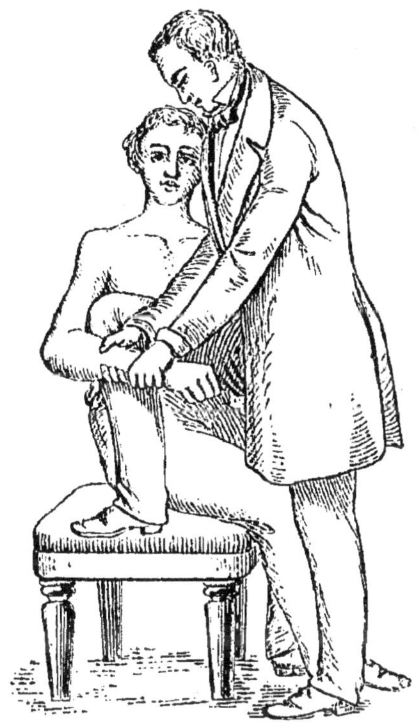

Fig. 33. — Réduction d'une luxation du coude avec le genou placé dans le pli du coude (Hamilton).

s'il y a lieu, est, à notre avis, nécessaire, mais cet appareil sera enlevé dès le quinzième jour, le coude sera mis dans une simple écharpe pour que le malade fasse quelques petits mouvements spontanés. Des mouvements provoqués et méthodiques seront déterminés par le chirurgien lui-même, surtout chez les sujets pusillanimes. Malgré toutes ces précautions, il ne faudra pas s'étonner de voir persister des raideurs articulaires; il faudra même en prévenir le malade.

Dans quelques cas, la fracture du condyle externe, du radius ou de l'olécrâne pourra nécessiter une résection, si on ne veut pas que l'ankylose se produise. C'est ce que Fischer recommande pour certains cas. Fischer (1) a constaté que l'obstacle à la réduction immédiate est l'interposition aux surfaces articulaires des fibres déchirées du brachial antérieur, et l'obstacle à la réduction consécutive, la déformation rapide de l'extrémité supérieure du cubitus. L'apophyse coronoïde s'atrophie et l'olécrâne s'aplatit dans le sens antéro-postérieur, de sorte que la cavité sigmoïde disparaît en partie. C'est pourquoi la résection temporaire de l'olécrâne, suivant la méthode de Trendelenburg comme moyen de réduction, est souvent insuffisante.

La fracture de l'apophyse coronoïde du cubitus est facile à réparer par l'application d'un appareil plâtré maintenu quelque temps (Couroy) (2).

Il est une complication assez fréquente ici dans les grands traumatismes : c'est l'issue soit du cubitus, soit de l'extrémité inférieure de l'humérus au dehors. La réduction sera faite par un des procédés sus-indiqués et la plaie sera traitée comme une plaie articulaire. Ce n'est que dans des cas extrêmes de réduction impossible que l'on aura recours à la résection.

La ligature des deux bouts de l'humérale, la suture du médian, plus rarement du cubital ou du radial, seront faites en cas de section ou de déchi-

(1) Fischer, *Centralblatt f. chirurg.*, 1888, p. 809.

(2) Couroy, *Luxation de l'avant-bras et fracture de l'apophyse coronoïde*, Th. Paris, 1891.

rure de ces organes. Elle sera indiquée surtout quand ces lésions nerveuses artérielles et veineuses sont accompagnées de fractures compliquant la luxation. Les lésions nerveuses sont très rares. Le

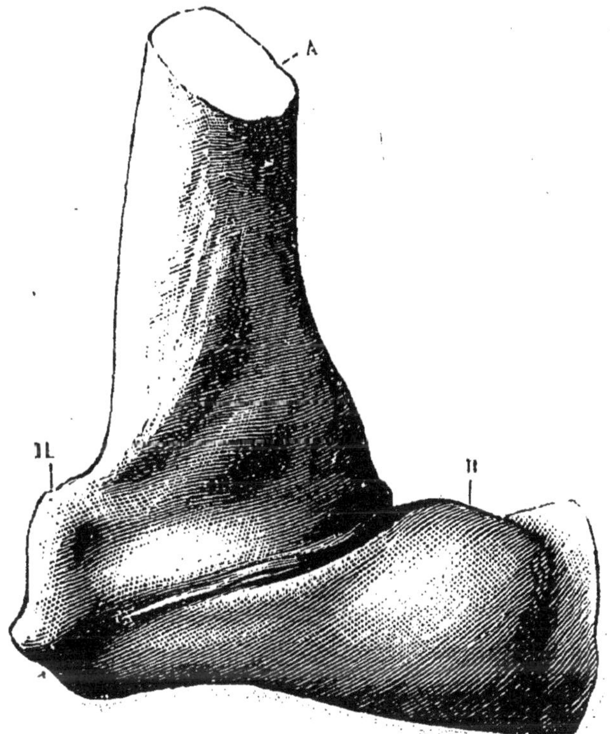

Fig. 31. — Luxation complète du coude en dehors.

cas de Holl (1) est un cas isolé. Il est à noter que quelquefois le nerf radial vient se placer en chevalet sur la tête radiale luxée en avant; le fait est important, car pour l'arthrotomie ou la résection, si elles sont jugées nécessaires, il faudra aborder l'article plutôt par la partie postérieure.

(1) Holl, *Strickers med. Jahrbuch.*, 1880, p. 151.

Luxation en dehors. — Cette variété de luxation sera traitée par des tractions faites sur l'avant-bras (étendu si la luxation est incomplète, fléchi si elle est complète) jointes à la pression directe, de dehors

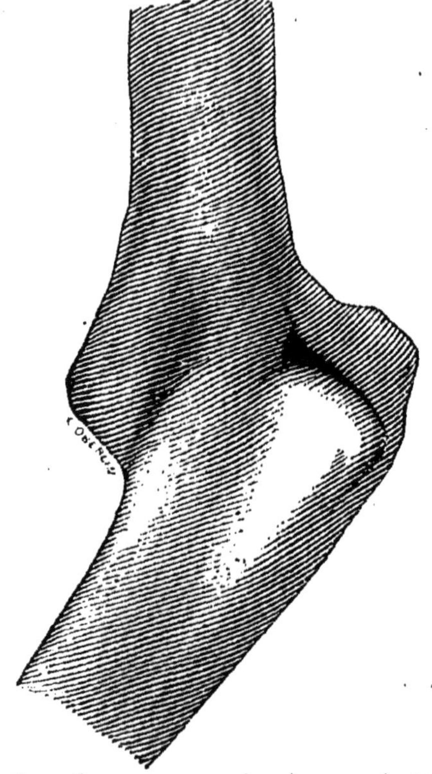

Fig. 33. — Luxation commune des deux os de l'avant-bras en dehors.

en dedans, sur les os de l'avant-bras déplacés. L'avant-bras sera maintenu en supination pendant la traction (Ch. Nélaton).

Luxation en dedans. — La réduction est facile par le procédé des tractions combinées aux pressions faites sur l'olécrâne de dedans en dehors. L'inflexion latérale pendant les tractions, la transformation de la luxation en luxation directe en arrière ont théoriquement été conseillées (Pingaud).

Pour M. Desprès (1) la luxation en dedans est dif-

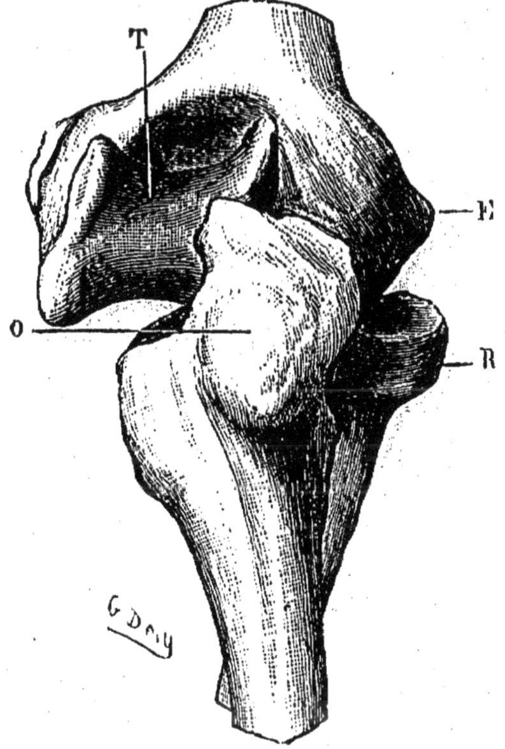

Fig. 36. — Luxation latérale externe incomplète des deux os de l'avant-bras droit.

ficile à réduire par la méthode de Jauri, le chloroforme et même la traction continue. — En effet, dans 3 cas, au moins, aucune réduction n'a pu être obtenue. L'obstacle à la réduction réside dans l'arrêt puissant que fournit le bord interne saillant de la trochlée et empêche de reporter en dehors l'olécrâne sain. M. Desprès conseille de tenter de trans-

(1) *Société de chirurgie*, 1888, p. 190

former la luxation en dedans en luxation postérieure franche, puis de réduire par le procédé classique de douceur.

Si la luxation est ancienne, la réduction est très difficile (Sprengel). L'engrènement des saillies osseuses explique cette difficulté.

Luxations en avant. — Cette variété présente deux

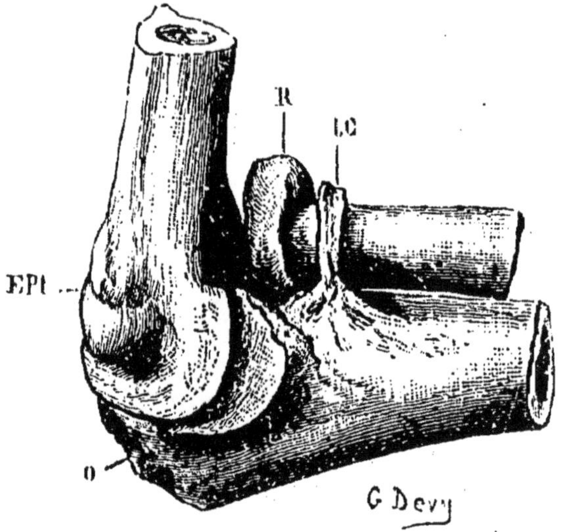

Fig. 37. — Luxation isolée du radius en avant et en dedans sans rupture du ligament annulaire.

degrés. Dans le premier degré, luxation dite incomplète, l'olécrâne appuie par sa face supérieure sur la partie la plus déclive de la face antérieure de la trochlée, il est maintenu contre l'humérus par la tension équilibrée du triceps du brachial antérieur et du biceps (Denucé). Pour réduire cette variété de luxation, Malgaigne conseille de saisir le bras de la main gauche, l'avant-bras de la droite, le pouce appliqué en avant sur l'olécrâne, puis à opérer doucement la flexion en repoussant cette apophyse en bas et en arrière.

Dans le deuxième degré de la luxation, les os de l'avant-bras chevauchent plus ou moins haut sur l'humérus. La face postérieure de l'olécrâne répond à la fossette coronoïdienne ou à la gorge qui sépare la trochlée du condyle, le bord postérieur de la tête radiale appuie contre l'humérus.

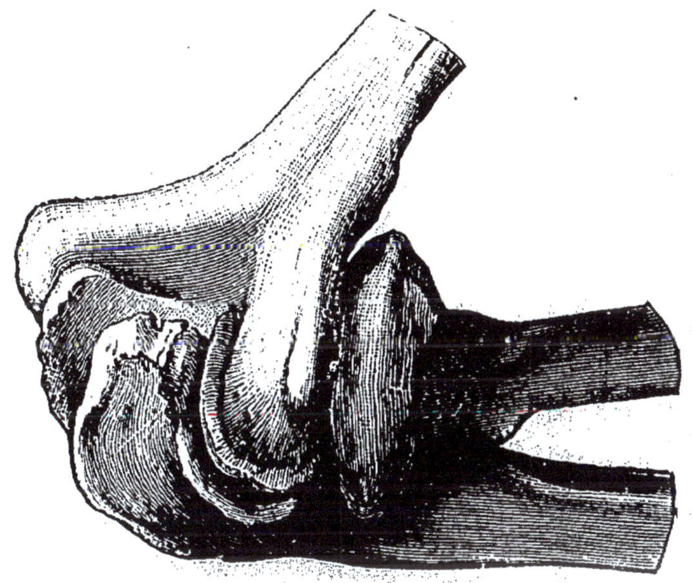

Fig. 38. — Luxation pathologique du radius en haut et en avant avec déformation considérable de la cupule et de la trochlée.

Pour réduire, le chirurgien devra fléchir l'avant-bras, l'embrasser de ses deux mains un peu au-dessous du coude, l'attirer en bas et en arrière pendant que des aides devront fixer l'humérus aussi complètement que possible.

C'est encore par les tractions combinées à la pression directe que l'on réduira quelques variétés rares de luxation du coude, luxations divergentes (cubitus en avant, radius en arrière), luxations du cubitus en avant et du radius en dehors (cas de Mahner-Mons).

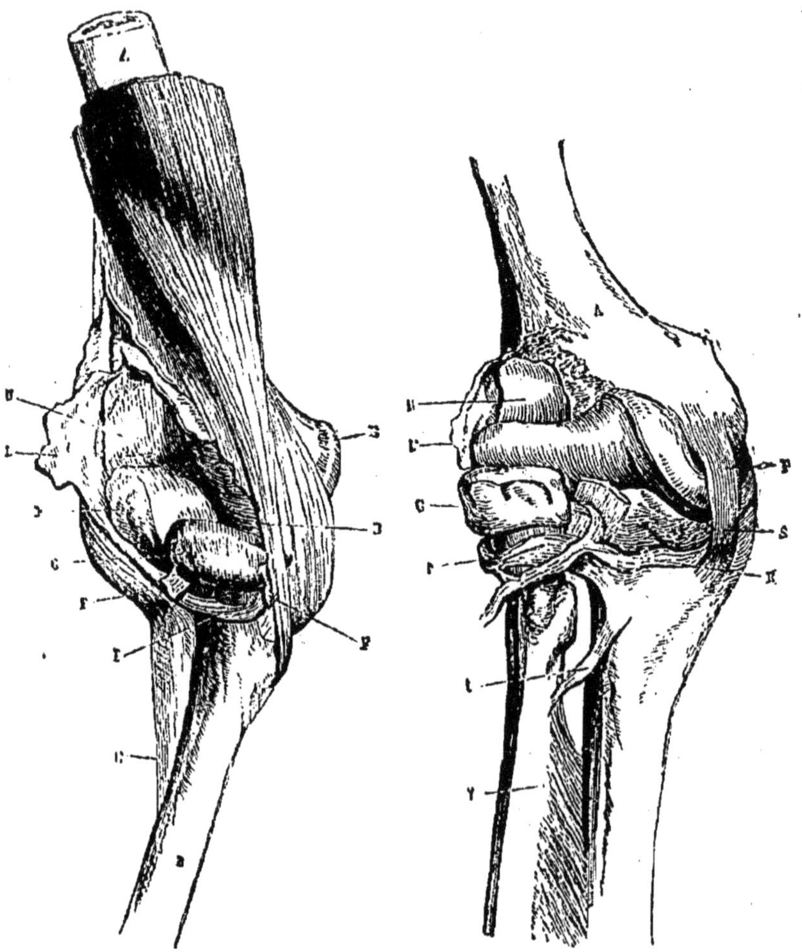

Fig. 39. — Luxation du radius en haut et en avant.

Fig. 40. — Luxation du radius en haut et en avant datant de 7 ans.

Pour la luxation divergente du coude, Minitti conseille de repousser d'une main le cubitus et de l'autre le radius en sens contraire, et, s'il y a fracture de l'épicondyle ou de l'épitrochlée, de laisser consolider d'abord celle-ci, puis de réduire (*Lo Sperimentale*, juin 1880)

Luxations isolées des os de l'avant-bras.

Luxation du radius en avant. — Il y a ici, comme pour la plupart des luxations isolées du radius, deux degrés dans le déplacement : ce sont *la subluxation et la luxation*. La première n'est pas toujours facile à diagnostiquer, chez les enfants surtout ; d'ailleurs sa réduction est souvent spontanée (1). Les luxations totales se reconnaissent plus facilement.

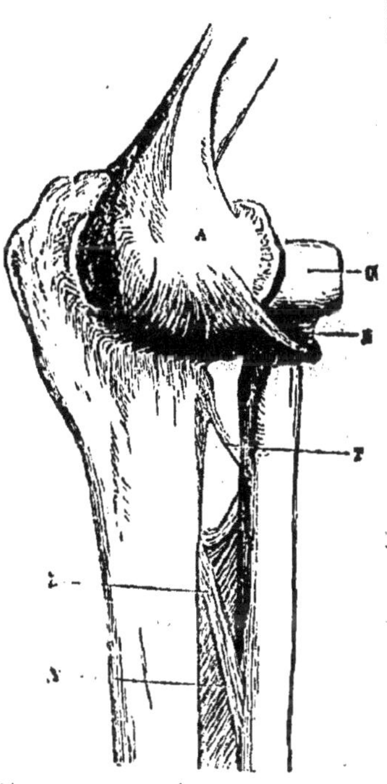

Fig. 11. — Même pièce vue par sa face externe.

Par des tractions et la pression directe, on réduit souvent assez facilement cette subluxation. Dans quelques cas, la réduction est incomplète par suite de l'interposition entre les surfaces articulaires d'un lambeau capsulaire flottant.

Luxation du radius par en bas ou par élongation. — C'est là une variété de luxation un peu spéciale à l'enfant, quand sur le point de tomber il est retenu par une traction brusque de la personne qui l'accompagne.

(1) Descamps, Thèse Paris, 1876.

La réduction est en général facile on l'obtient par un mouvement de supination qui ramène la cupule radiale sous le condyle huméral. — Il faut en même temps relâcher le biceps [Cuniot (1)]. — Martin, en 1809, décrivit le procédé suivant. On saisit d'une main le poignet du malade et l'on embrasse de l'autre le pli de l'avant-bras de manière que le pouce soit sur la tête du radius déplacé. On exécute un mouvement com-

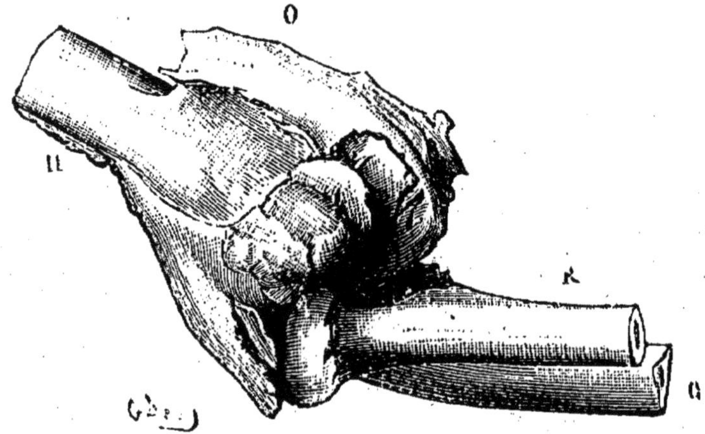

Fig. 42. — Luxation ancienne du coude en arrière, non réduite.

biné de supination et d'extension de l'avant-bras avec la main qui tient le poignet, tandis que le pouce de l'autre main appuie sur la tête radiale. Alors on fléchit le membre en le portant plutôt en dehors qu'en dedans. La supination est le mouvement essentiel de la manœuvre. — Dans le cas de luxation incomplète, Denucé se contente de la pression directe sur la tête radiale, — la cupule radiale rentre sous le ligament annulaire.

Luxation du radius en arrière. — Cette rétroluxa-

(1) Cuniot, Th. Paris, 1889.

tion sera traitée, comme la proluxation, par l'extension combinée ici avec la propulsation. Ici également la réduction incomplète sera souvent due à l'interposition par fragment ligamenteux. Les mouvements se rétablissent cependant suffisamment pour ne pas nécessiter une intervention sanglante.

Luxation du radius en dehors. — Cette latéro-luxation est souvent consécutive à une réduction incomplète d'une luxation totale du coude en arrière, le cubitus seul ayant été réduit. — Souvent il y a une fracture concomitante du radius. — La réduction par refoulement est en général facile.

La luxation du cubitus seul en arrière est encore douteuse ; les luxations divergentes, soit dans le sens antéro-postérieur (cubitus en arrière, radius en avant), soit dans le sens transvere (cubitus en dedans, radius en dehors), seront réduites par des manœuvres de traction et de pression directe.

En règle générale, après la réduction de toutes ces luxation, l'immobilisation sera de courte durée.

Nous signalons simplement le cas de luxation simultanée des articulations radio-cubitales, supérieure et inférieure, rapporté par Longmore (1) ; la réduction fut facile.

Luxations anciennes et luxations irréductibles du coude.

Luxations totales du coude en arrière. — Quand une luxation du coude n'est pas réduite, il ne tarde pas, comme dans toutes luxations, à se produire des déformations sur lesquelles nous n'insisterons pas, les

(1) Longmore, *Lancet*, 10 déc. 1892.

ayant déjà signalées dans le chapitre des généralités. Ce qui est particulier ici, c'est la production d'un véritable os sésamoïde développé au-devant de l'extrémité inférieure de l'humérus, dans l'épaisseur des débris du ligament antérieur ou dans l'épaisseur des fibres profondes du brachial antérieur (Ch. Nélaton). D'après Stimson, l'hypertrophie de l'humérus se ferait surtout dans un sens perpendiculaire à l'axe de l'os, ce qui dévie d'autant la trochlée en avant et en bas.

Lyood (1) signale aussi le rétrécissement de la grande cavité sigmoïde, surtout lorsqu'il y a en même temps fracture de l'olécrâne.

On comprend que cette disposition rende impossible la réduction, si la trochlée ne peut plus trouver place dans l'échancrure sigmoïde du cubitus ; de plus l'apophyse coronoïde a plus de peine à repasser au-dessous d'elle. Tous les auteurs ont signalé l'importance de cette exubérance osseuse. Dans d'autres cas on note l'allongement hypertrophique du col du radius.

Les difficultés de réduction d'une luxation ancienne du coude tiennent donc : 1° aux déformations osseuses des surfaces articulaires, 2° à la rétraction des muscles péri-articulaires, 3° aux adhérences contractées par la partie antérieure de l'épiphyse humérale avec les débris de la capsule antérieure doublée des fibres les plus profondes du brachial antérieur, 4° à la reconstitution des ligaments latéraux déchirés, comme le professeur Farabeuf l'a bien montré.

Avant de faire une intervention non sanglante ou sanglante, il faudra, comme pour toute luxation ancienne, bien examiner les mouvements conservés et peser le pour et le contre d'une intervention.

(1) LYOOD. *Lancet*, 5 mai 1883.

S'il y a subluxation et si les mouvements se sont rétablis presque en totalité, si le malade se déclare satisfait de l'étendue des mouvements qui lui restent, il n'y a certes pas à intervenir.

L'intervention devra, au contraire, être fortement conseillée par le chirurgien, si le membre est dans la rectitude : la gêne fonctionnelle dans ces conditions n'est pas douteuse, de l'aveu même du malade.

D'autre part, chez les jeunes enfants les néarthroses se développent si facilement que l'âge du sujet devra aussi entrer en ligne de compte. Chez le vieillard, la rapidité avec laquelle les productions fibreuses et osseuses de l'arthrite sèche envahissent la luxation non réduite et même l'articulation rétablie, doivent faire hésiter pour une intervention sanglante.

Quoi qu'il en soit, on devra toujours commencer par les méthodes non sanglantes de réduction ; on emploiera le procédé suivant du professeur Farabeuf, que nous décrivons d'après M. Ch. Nélaton :

1er temps : flexion manuelle et forcée de l'avant-bras sur le bras pour rompre les adhérences postérieures ; 2e temps : application d'une traction faite avec les moufles sur l'avant-bras fléchi à angle droit sur le bras. L'avant-bras sera placé de champ, le radius en dessus, le cubitus en dessous.

Pour immobiliser l'articulation scapulo-humérale, M. Farabeuf place sous le matelas sur lequel est couché le malade, une planche très large, percée de trous. Celle-ci déborde le matelas et le lit, et le bras repose sur elle ; celui-ci est fixé par une série de chevilles enfoncées le long de chacun de ses bords, dans les trous de la planche.

Grâce à cette disposition, les tractions de 50 kilogrammes suffiront. Le chirurgien devra alternativement : 1° peser de haut en bas sur la région externe du coude pour forcer la flexion latérale externe et rompre ainsi les ligaments internes; 2° soulever brusquement et par petits coups secs la région interne pour forcer la flexion latérale interne et rompre les ligaments externes. Les tractions combinées à la rotation de l'avant-bras finissent par faire descendre les os de l'avant-bras au-dessous de l'épiphyse humérale ; la flexion alors achèvera la réduction.

Grâce à cet excellent procédé, Peyrot, Quénu et Ch. Nélaton ont pu réduire des luxations datant de 158 et de 134 jours.

Il ne nous paraît pas douteux que ce procédé de Farabeuf doive remplacer les machines de Jarvis, de Collin, de Mathieu, qui peuvent être dangereuses, même entre des mains habiles, il faut bien l'avouer.

Il ne faut cependant pas se dissimuler que si des luxations de cinq mois, et plus, ont été réduites par la méthode de Farabeuf, il en est qui, beaucoup plus récentes, résisteront même à ce procédé excellent. Tous les sujets ne réagissent pas de la même façon par leurs tissus après une luxation. Chez les uns, les déformations articulaires et péri-articulaires seront lentes à se produire ; chez d'autres, au contraire, même sans qu'il y ait eu fracture intra-articulaire, des ossifications se produisent rapidement dans les ligaments et sur les surfaces osseuses engrenées, et c'est rapidement une ankylose qu'il faut rompre et non plus une néarthrose. Ce fait est des plus nets pour l'articulation du coude. Il faut enfin savoir que cette réduction tardive ne donne pas toujours des résultats satisfaisants.

Contre les luxations invétérées, le chirurgien pourra employer : 1° *la fracture ou la section de l'olécrâne;* 2° *la ténotomie sous-cutanée ;* 3° *l'arthrotomie franche ;* 4° *la résection ;* 5° *l'ostéotomie linéaire ou trochléiforme.*

Une de ces interventions sera, le plus souvent, nécessaire : car les cas de néarthroses utiles sont bien rares au coude et les cas rapportés par Velpeau, Malgaigne, Hamilton, Litle sont exceptionnels.

La section de l'olécrâne est parfois involontaire dans les manœuvres de réduction. C'est le chirurgien qui la produit et cela est facile, étant donnée l'étroitesse du pédicule de cette saillie osseuse. Elle est jusqu'à un certain point providentielle, aussi a-t-elle été faite de propos délibéré par Blandin. Pour Ollier, c'est un décollement épiphysaire olécranien que l'on produit dans ces conditions chez les jeunes sujets. Cette fracture pratiquée par Dixicrosby, Trendelenburg, n'est qu'un pis-aller. Aussi Volker ne s'est-il servi de cette méthode que pour mieux pénétrer dans l'article et réduire les luxations, puis il sutura les deux fragments olécraniens. Se basant sur cinq observations personnelles, Monteils (1) considère la rupture pure et simple mais méthodique de l'olécrâne comme un procédé facile, efficace et sans danger.

La section pure et simple de l'olécrâne favorise les mouvements de flexion ; c'est déjà beaucoup pour le malade, mais aujourd'hui on peut espérer faire mieux et cette section doit être seulement temporaire, c'est-à-dire destinée à faire l'ouverture de l'article et l'arthrotomie, pour réduire, si possible.

(1) Monteils, *Société de Chirurgie*, 1888, p. 459.

Les ténotomies sous-cutanées employées avec plus ou moins de succès par Liston, Ch. Bell, Maisonneuve, Lewis, Sayre, Wilmart, Hamilton, doivent être absolument laissées de côté, comme nous l'avons montré dans le chapitre des généralités.

Il faut, dans l'état actuel de la chirurgie, faire l'ouverture large de l'articulation. Ce n'est pas que celle-ci, disons-le dès maintenant, permette à coup sûr la réduction; mais c'est la méthode qui nous paraît cependant la plus rationnelle, car elle permet de voir les lésions et de les traiter avec le plus de chances possibles de réduction.

La voie suivie par les chirurgiens est la voie postérieure de l'articulation, comme pour les résections. Blumhardt aborda la jointure luxée par deux incisions latérales à droite et à gauche des insertions du triceps. Nicoladoni suivit la même voie; Ollier se sert des mêmes incisions latérales, mais il ne coupe pas complètement le tendon du triceps. MM. Tillaux, Schwartz ont fait une longue incision postérieure. Decès et Doyen, imitant Bruns et Vœlcher, firent une incision en T renversé, la branche horizontale s'étendant de l'épicondyle à l'épitrochlée et la branche verticale passant sur le milieu de la face postérieure du triceps. Le tendon de celui-ci est retroussé; on pénètre ainsi dans la cavité articulaire; la réduction pratiquée, le tendon est suturé. (Pour le manuel opératoire plus complet voir Ozanam, Thèse Bordeaux, 1892).

L'arthrotomie simple, à moins d'être très précoce, (cas de Civel) est souvent insuffisante pour obtenir la réduction; en tout cas, ses résultats définitifs laissent beaucoup à désirer. Il faut donc le plus souvent recourir à la résection.

Stimpson, en 1887, cite 7 cas d'arthrotomie du coude faites par lui pour luxations anciennes. La première, datant de 1883, ne fut pas favorable : car il fut obligé de la compléter par la résection et encore il n'obtint qu'une flexion à angle droit. Il modifia son procédé d'intervention, et dans six les autres cas qu'il rapporte, les résultats furent cependant satisfaisants. Piechaud dans deux cas d'intervention chez des enfants obtint deux beaux succès.

Sur les 18 cas qu'Ozanam a colligés dans sa thèse, nous trouvons trois résultats excellents (ceux de Doyen, de Decès, de Stimpson). Dans tous les autres cas, les résultats sont dits assez bons ou bons. Il faut donc que l'arthrotomie soit faite hâtivement, c'est-à-dire dès que les tentatives non sanglantes n'ont pas réussi. C'est alors une opération facile, bénigne, dont les résultats sont des plus encourageants.

Dans un cas récent, M. Walter put constater par une arthrotomie les lésions suivantes qui expliquaient l'irréductibilité : 1° entre la trochlée et le crochet cubital existait une masse musculaire formée par les fibres profondes du brachial antérieur; 2° la coronoïde était arrachée dans sa portion osseuse et la portion cartilagineuse dressée en l'air mettait obstacle à la réduction. Cette lamelle fut enlevée et le brachial antérieur refoulé ; la guérison fut parfaite. (Société de Chirurgie, décembre 1894).

La *résection* comme traitement des luxations irréductibles a été pratiquée par Textor, Emmert, Bockel, Maydl, Ollier, Reverdin, Nicoladoni, Sprengel, etc. C'est l'opération pratiquée actuellement le plus souvent. Elle n'est pas nécessairement totale ; elle peut ne porter que sur l'extrémité inférieure de l'humérus; mais elle devra être large, car elle est destinée à permettre une néarthrose. Dans quelques cas elle sera *modelante*, c'est-à-dire que l'on donnera à l'épiphyse humérale, souvent déformée, la forme d'une poulie, et on excavera l'extrémité supérieure du cubitus et du radius. Des mouvements précoces permetteront de perfectionner autant que possible cette néarthrose.

La résection partielle (humérale et radiale le plus souvent) et consécutive à une arthrotomie reconnue insuffisante a été pratiquée par Schussler (1) pour une luxation du radius. En 1887 Stimpson (2), d'après son observation (luxation des deux os) et celles de Trendelenburg (3) de Volkert (4), de Nicalodoni, trouve cette résection très justifiée par les résultats qu'elle donne. Wagner réséqua la tête radiale luxée en dehors et fracturée, le fragment osseux gênant le rétablissement des mouvements. Reverdin (in Thèse Barros, Genève, 1886); Von Lesser, Kummer, pratiquent la même intervention.

C'est Lobker surtout qui, en 1883, a préconisé la résection d'emblée de la tête du radius irréductible. Il en publia 6 observations avec résultat fonctionnel post-opératoire excellent, tandis que, avant l'opération, la supination et la pronation étaient très limitées. Schoter (5), dans un cas, dut faire l'arthrotomie et dans un autre la résection de la tête radiale.

Dans la luxation irréductible du radius, on voit que la demi-circonférence postérieure du ligament annu-

(1) Schussler, *Centralblatt f. Chir.* 1887.
(2) Stimpson, *Annales of surgery*, sept. 1887.
(3) Lesser, *Centralblatt f. Chirurgie*, 1888, p. 450.
(4) Kummer, *Revue d'orthopédie*, 1891, p. 324.
(5) Schoter, *Archiv. f. Chirurgie*, 1893, p. 840.

laire coiffe la moitié postérieure de la cupule radiale et par son bord supérieur, devenu antérieur, elle adhère au centre de cette cupule. (Observations de Lyot, *Société anatomique*, 1887, p. 875.)

Sprengel (1), pensant que Löbker avait tort de proposer toujours la résection de la tête radiale dans les luxations anciennes, a, de son côté, dans un cas d'arthrotomie, réduit le radius et suturé la capsule déchirée en arrière. Pour lui, c'est souvent l'interposition de la capsule entre le cubitus et le radius qui empêche la réduction et favorise la reproduction du déplacement. Mais Sprengel pense que l'arthrotomie ne doit être suivie de résection que si on voit que les désordres sont irréparables ou bien si l'arthrotomie n'a pas donné un bon résultat fonctionnel.

Cette résection de la tête radiale luxée est d'ailleurs indiquée dans le cas où il y a fracture du tiers supérieur du cubitus, pseudarthrose et luxation de la tête radiale en avant. Il faudra réséquer le foyer de la fracture, faire la suture osseuse et réséquer la tête radiale si on ne peut pas la réduire (cas de M. G. Marchant in Thèse de Stanculescu).

Dans beaucoup de cas, le fonctionnement du membre étant encore suffisant avant la résection, quelques auteurs ne sont pas enthousiastes des résections partielles dans ces conditions.

La résection pour luxation *totale* en arrière a été faite 27 fois : par Ollier, Fochier, Boekel, Mollière, Maydl, Annandale, Le Bec (2), Quenu, etc.

Les résultats ont été excellents pour la plupart,

(1) Sprengel, *Centr. f. chirurg.*, 1883.

(2) Le Bec, *Gazette des hôpitaux*, 1868. 18 sept. Cas non cité dans la statistique d'Ozanam.

car nous trouvons 12 résultats parfaits, 7 satisfaisants, 4 utiles, 3 faibles.

L'ostéotomie linéaire rectiligne fut faite pour une luxation double par M. de Saint-Germain, dans le but de transformer une ankylose vicieuse en une ankylose de bonne position.

Que conclure de tous ces faits d'intervention sanglante? C'est que celle-ci doit être guidée par la connaissance des lésions anatomiques de l'articulation luxée et par l'étude des causes d'irréductibilité.

Il y a des luxations anciennes qu'il faut savoir respecter, surtout chez les enfants, chez qui, grâce à l'assouplissement progressif de la jointure, le membre peut récupérer de nombreux et suffisants mouvements.

La réduction par les méthodes de force, tout rationnels que soient les procédés employés actuellement, donne des résultats qui sont loin d'être satisfaisants : car si on arrive à réduire, les mouvements ne reparaissent pas complètement, loin de là. Il faut donc intervenir le plus souvent par la méthode sanglante.

La fracture de l'olécrâne ou mieux sa section méthodique est une bonne opération chez les enfants ; seulement chez l'adulte on ne fait guère que transformer une ankylose rectiligne en une ankylose angulaire. Elle met le membre dans une bonne position d'ankylose, elle ne rend pas les mouvements.

La ténotomie est une opération à rejeter.

Il faudra toujours, si une intervention sanglante est jugée nécessaire, et elle le sera souvent, commencer par l'arthrotomie et finir par une résection, si la réduction est impossible.

Toutes les fois que cela sera possible, on devra

faire la résection humérale de préférence à la résection totale. La résection humérale donne un résultat plus rapide, une reconstitution plus parfaite de l'articulation sur son type physiologique ; la conservation des épiphyses radio-cubitales met à l'abri d'un raccourcissement du membre chez les enfants. On devra enlever une hauteur d'os suffisante pour n'avoir pas à craindre une nouvelle ankylose et n'être pas obligé de faire une résection itérative. La résection devra toujours être large. Si les déformations articulaires sont trop grandes, on fera la résection totale.

L'ostéotomie linéaire n'est qu'une opération palliative, destinée à mettre le membre en ankylose à angle droit.

L'ostéotomie trochléiforme de Defontaine trouvera peut-être son application dans quelques cas; nous y reviendrons à propos de l'ankylose du coude.

Telles étaient les conclusions de M. Nodot (1) en 1888; elles restent encore très vraies aujourd'hui.

Luxation irréductible en avant. — Le traitement est le même que pour la luxation en arrière.

Luxation irréductible du radius ou du cubitus isolément. — L'arthrotomie donnera ici assez souvent de bons résultats. A la rigueur la résection de l'épiphyse de l'os déplacé pourra être pratiquée, car les résultats sont également excellents.

Luxations radio-carpiennes.

Luxations récentes.

Luxation en arrière. — La simple traction a le plus souvent réussi à obtenir la réduction d'après

(1) Nodot, Thèse Paris, 1888.

les observations publiées. Les obstacles ici sont en effet assez faciles à vaincre, il suffit de faire glisser la face antérieure des os du carpe sur la face postérieure des os de l'avant-bras. Il n'y a donc pas d'obstacles osseux importants à surmonter. Quant aux obstacles ligamenteux, ils ne peuvent venir s'interposer entre les surfaces osseuses. On est facilement maître de la contraction musculaire par une traction continue et à la rigueur par l'anesthésie.

Luxation en avant. — Les considérations thérapeutiques sont à peu près les mêmes que pour la variété précédente. Suivant Goodall, cité d'après Ch. Nélaton, la récidive s'observerait quelquefois et elle serait due à l'interposition d'une bride capsulaire entre les os du carpe déplacés, ou à la fracture concomitante du bord antérieur de la cavité articulaire du radius. Cette fracture marginale est, en effet, très fréquente et amène souvent l'ankylose.

Certaines subluxations professionnelles (escrimeurs, blanchisseuses, pianistes) seront traitées par des appareils prothétiques. Madelung (1) conseillait même le port d'un appareil plâtré. L. Tripier [in Thèse Félix (2)] conseille aussi l'immobilisation. — Nous reviendrons sur ce point plus loin à propos de traitement des déviations acquises du membre supérieur.

Luxations latérales. — Elles se réduisent très facilement par l'extension et la coaptation.

Traitement des complications. — La complication d'une luxation récente du poignet est souvent une fracture concomitante du rebord marginal du radius

(1) Madelung, in *Berlin Klinische Woch*, 17 juin 1878.
(2) Félix, Thèse Lyon, 1884, et Malfus .n. Thèse Paris, 1894.

et du cubitus. Il en résulte des cals énormes et des difficultés très grandes dans la réduction. — Et, même si celle-ci est possible, dans les observations rapportées jusqu'ici l'ankylose a été fréquente. Le traitement consistera dans la réduction sous chloroforme le plus souvent, et l'application d'un appareil plâtré maintenu seulement une dizaine de jours. Puis, les mouvements provoqués et spontanés seront commencés aussitôt que possible.

Dans les cas anciens cette fracture donne lieu à une déformation qui exigera une résection orthopédique.

Comme complications tardives à traiter, signalons les paralysies [Delorme (1)] et l'atrophie considérable de la main [Felizet (2).]

Le cas de phlegmon et de gangrène compliquant une luxation est exceptionnel. Dans le cas rapporté par Kœhler (3) l'amputation dans ces conditions devint nécessaire.

Luxations anciennes et irréductibles. — Pour les luxations anciennes, on ne peut préciser jusqu'à quelle date la réduction sera tentée par les méthodes de force, combinées à des mouvements de rotation en dedans et en dehors pour essayer de dégager les os déplacés.

L'arthrotomie pourrait permettre la réduction; mais les surfaces articulaires déformées une fois réduites, les mouvements seront difficiles à obtenir. Nous pensons qu'au lieu de faire une arthrotomie tardive, il vaut mieux faire d'emblée une résection

(1) Delorme, *Société de chirurgie*, 1893, p. 379.
(2) Felizet, *Société de chirurgie*, 1893, p. 379.
(3) Kœhler, *Berlin Klinische Woch*, 1888, p. 977.

modelante, dont le résultat fonctionnel pourra être excellent.

Cette résection modelante orthopédique a été faite par Lucke, Schussler (1) pour une luxation du radius irréductible (l'intention de ce dernier chirurgien avait été cependant de ne faire tout d'abord qu'une arthrotomie pour réduire), par Lesser, Lauenstein. Peut-être dans quelques-uns de ces cas, s'agissait il de luxation compliquée de fracture marginale antérieure du radius ou du cubitus. Le fait est en effet fréquent.

Tout dernièrement M. Dubar(2) a pratiqué pour une luxation irréductible du carpe en avant, la résection des têtes du radius et du cubitus; il y eut un retour partiel des mouvements de poignet. M. Le Dentu (3) pratiqua également cette opération pour une luxation ancienne du carpe avec fracture marginale du radius. M. Passelaigne, qui étudia ces différentes interventions, trouve que les résultats de la résection sont très satisfaisants. Ajoutons que si l'intervention est tardive, c'est à la résection qu'il faudra évidemment recourir, car les déformations osseuses sont rapides, puisqu'il y a souvent des fractures concomitantes du radius et du cubitus. Si l'intervention au contraire est précoce, on tâchera de ne faire que l'arthrotomie pour réduire. Les soins post-opératoires seront ici des plus minutieux pour éviter l'ankylose qui s'établit si vite dans un poignet immobilisé.

Luxations du carpe. — Les luxations trapézo-mé-

(1) SCHUSSLER, *Centr. f. chir.*, 1887, n. 7.

(2) DUBAR, in Gaudier, *Gaz. des hôpitaux*, 28 juillet 1892. Cas non cité dans la Thèse de Passelaigne, Paris, 1894.

(3) LE DENTU, in Thèse Passelaigne, p. 01, Paris, 1894.

tacarpienne (Watson, Thèse Lyon, 1888) et Carette (Thèse Paris, 1894) du scaphoïde, du semi-lunaire, du grand os, seront réduites par la pression directe et, si elles sont irréductibles, l'extirpation de l'os luxé sera faite avec peu d'inconvénients.

La *luxation médio-carpienne* est facilement réduite par la flexion forcée du poignet.

La *luxation carpo-métacarpienne du premier métacarpien* sera réduite par l'extension et la pression directe soit en avant pour la luxation antérieure (variété encore inconnue), soit en arrière pour la luxation postérieure. La contention est parfois difficile (Fergusson). Nélaton recommandait l'appareil de Boyer (1) pour éviter la récidive.

L'arthrotomie et la résection seront faites sans hésiter pour les cas irréductibles. Dans les cas de Gérin-Rose et de Bourguet la réduction fut impossible.

Le traitement sera le même pour les luxations carpo-métacarpiennes des quatre derniers métacarpiens. (Tillaux, *Société de Chirurgie*, 1875, p. 416.) Dans un cas de Heydenreich (2) la réduction fut facile, mais la luxation se reproduisit aussitôt. Un appareil plâtré fut nécessaire, la réduction resta incomplète et les mouvements des doigts demeurèrent limités.

Luxations métacarpo-phalangiennes du pouce.

Variété postérieure. — On sait que c'est grâce aux travaux du Pr Farabeuf que le mécanisme de cette variété de luxation, et partant le traitement, sont bien connus actuellement.

(1) Carayon. Thèse Paris, 1872.
(2) Heydenreich, *Société méd. de Nancy*. 1881.

Étant donné le rôle des sésamoïdes dans le mécanisme de cette luxation, il faut distinguer : 1° la luxation simple incomplète, 2° la luxation simple complète, 3° la luxation complexe.

1° **Luxation simple incomplète.** — Cette variété est caractérisée par le déplacement suivant : la phalange

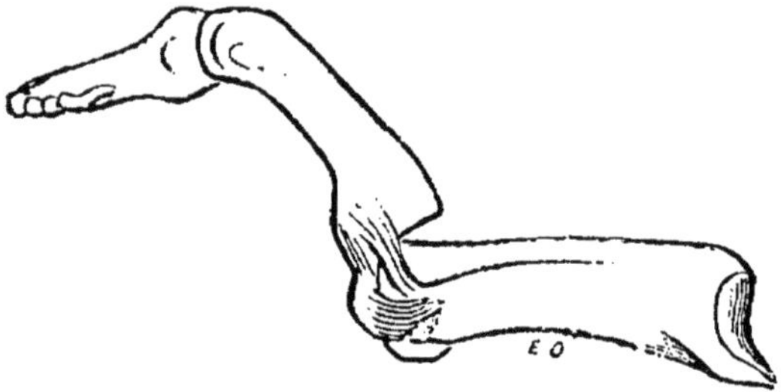

Fig. 43. — Luxation simple incomplète. Rapports de la phalange avec le métacarpien.

s'est portée en arrière, abandonnant plus ou moins complètement la surface cartilagineuse de la tête métacarpienne; mais les os sésamoïdes sont restés

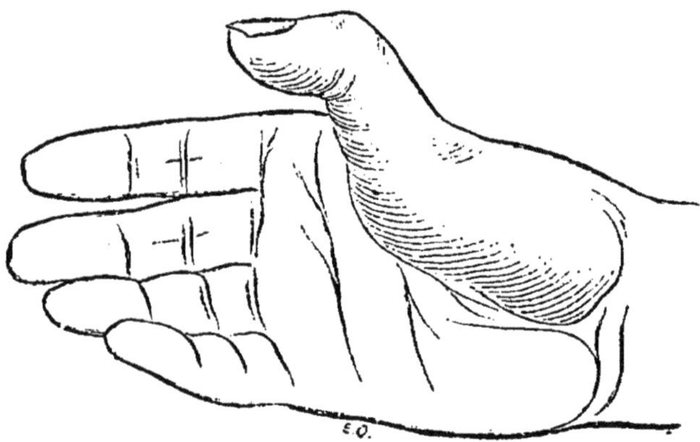

Fig. 44. — Luxation incomplète simple.

appliqués sur le haut du métacarpien. Quoi de plus simple pour réduire ? « Il suffit de saisir la phalange, et, avec cet os agissant comme un instrument rigide, de déloger et de repousser les osselets collés sur la tête du métacarpien. » (Farabeuf.) *Il faut donc pousser la phalange doucement par sa base et ne pas tirer sur elle.*

2° **Luxation simple complète.** — La phalange et ses inséparables, les os sésamoïdes, ont abandonné la

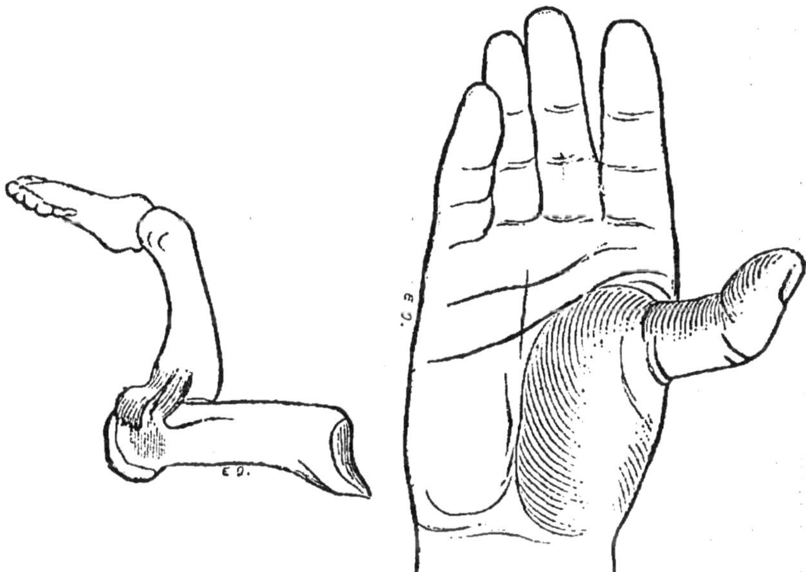

Fig. 45. — Luxation simple complète. Rapports du métacarpien et de la phalange (Farabeuf).

Fig. 46. — Luxation simple complète. Déformation.

surface cartilagineuse du métacarpien et sont passés sur la face dorsale de la tête de cet os.

Or, pour réduire : « il faut maintenir la phalange redressée et la faire glisser de haut en bas sur le dos du métacarpien en grattant l'os; elle rencontrera tout de suite l'osselet, le chassera devant elle laborieusement, car il est retenu par les deux lèvres de la boutonnière, le poussera au bord du cartilage et, l'ayant jeté pardessus, le suivra instantanément dans la flexion. » (Farabeuf.)

3° **Luxation complexe.** — C'est la luxation précédente transformée, aggravée souvent du fait d'une

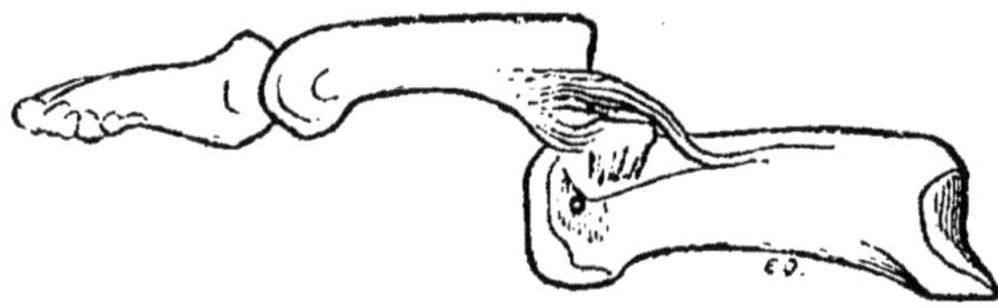

Fig. 47. — Luxation complexe. Rapports de la phalange avec le métacarpien.

mauvaise tentative de réduction. En effet, en tirant sur la phalange pour la rabattre on retourne l'osselet sur place et on l'interpose entre la phalange et le métacarpien. « La phalange tire l'os sésamoïdien, le

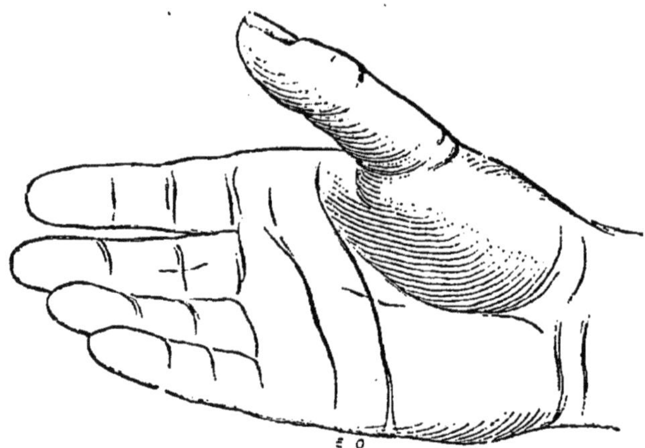

Fig. 48. — Luxation complexe. Déformation.

muscle court fléchisseur le retient, et cet osselet se redresse d'abord, puis se renverse tout à fait, comme une pierre pesante que l'on veut faire glisser en l'accrochant avec les mains et que l'on n'arrive qu'à retourner. » (Farabeuf.) Il n'en est pas toujours ainsi si le sésamoïde externe n'est pas remonté très haut.

Rappelons pour mémoire que les causes de l'irréductibilité invoquées jadis étaient : le peu de prise qu'offre le pouce et la contraction musculaire, pour J.-L. Petit. Boyer ; l'étranglement de la tête métacarpienne par les ligaments latéraux, pour Skey; les saillies osseuses du métacarpien, pour Bell; le déplacement des tendons fléchisseurs, pour Lisfranc; la boutonnière musculaire, pour Vidal de Cassis; l'interposition du ligament glénoïdien pour Pailloux, etc.

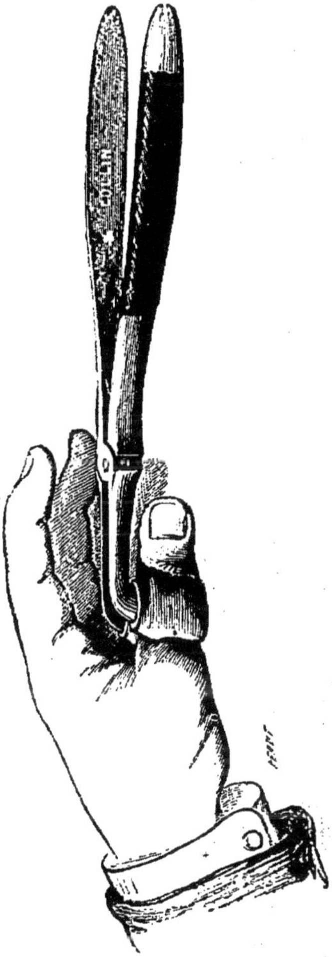

Que faire dans une luxation complexe? La traction ne donne rien, puisque le sésamoïde reste entre les deux surfaces osseuses déplacées. Il faut « commencer par tirer dans l'axe jusqu'à donner au pouce sa longueur et même un peu plus, ce qui est facile; puis, sans cesser de tirer dans l'axe du métacarpien, on redresse la phalange à angle droit, ce qui redresse l'osselet et le place de champ sur le rebord

Fig. 49. — Pince de Farabeuf pour la réduction des luxations du pouce et des autres doigts.

cartilagineux, sur lequel on le fait glisser en enfonçant pour ainsi dire la phalange redressée dans le métacarpien. La luxation est devenue alors simple et incomplète. On termine la réduction en rabattant la phalange. » (Farabeuf.) C'est ce que recommande aussi Faucon (1) : réduction par tractions perpendiculaires sur le pouce renversé en arrière.

Les cas où le tendon fléchisseur est un obstacle à la réduction sont bien exceptionnels. Dans un cas de ce genre Lauenstein (2) dut réduire dans la flexion, le tendon était visiblement tendu le long du côté externe de la tête métacarpienne. Guermonprez (3) dans un cas a dû faire la rotation précédée de tractions prolongées. Le tendon fléchisseur était interposé; l'impulsion avec renversement en arrière n'avait rien donné.

De la réduction par les interventions sanglantes. — *Incisions sous-cutanées.* — Blandin coupa les ligaments latéraux, les attaches du court abducteur et le faisceau externe du court fléchisseur, mais la luxation resta irréductible.

Huguier sectionna les ligaments latéraux et il put réduire.

Arthrotomie et Résection. — En 1871 Lucke fit une incision palmaire, mais il ne put réduire, il enleva ensuite l'os sésamoïdien ; mais, comme la réduction n'était pas parfaite, il finit par faire la résection.

Esmark, dans deux cas, fit l'arthrotomie avec succès (1876).

La section des ligaments latéraux fut faite par B. Bell, Reinhardt, Hamilton, Taaffe, Pauli.

(1) Faucon, *Société de Chirurgie*, 1878.
(2) Lauenstein, *Deutsche Med. Wochen*, 1889, p. 428.
(3) Guermonprez, *Gazette des hôpitaux*, 19 juin 1888.

L'incision du ligament antérieur, recommandée par Desault, etc., fut pratiquée par Ranke, Tillaux, Bœkel, Richon.

La section des muscles fut pratiquée par H. Frank, Paquet; mais cela inutilement : car ils ne forment pas d'obstacles à la réduction. De même pour le tendon du long fléchisseur.

La résection osseuse, pratiquée d'emblée par Evan (1814), ne doit plus être faite que consécutivement à une arthrotomie inefficace pour la réduction. Elle fut faite dans ces conditions par Lucke (1871), Clarck (1870), Ranke (1877), Sedillot. Rose (1) réussit à réduire après l'arthrotomie pour une luxation dite en baïonnette ou vacillante. La résection donne cependant de bons résultats.

Dans les cas d'Evan le résultat fonctionnel fut bon, puisque les mouvements se rétablirent. C'est la conclusion à laquelle arrive Lamberger (2), après avoir rapporté les observations d'Ollier, Poncet, Montaz, etc. Il conseille donc d'abord l'arthrotomie pratiquée par une large incision palmaire, qui permet d'arriver immédiatement sur la tête du métacarpien faisant saillie sous la peau et de juger du degré d'irréductibilité.

Une incision parallèle sur la surface dorsale éclairera le diagnostic et permettra de compléter les manœuvres opératoires pour réduire. — On fera ensuite la syndesmotomie. Le plus souvent celle-ci sera insuffisante : il faudra reséquer la tête du métacarpien, le moins possible, pour réduire. M. Lamberger rejette avec raison les incisions sous-cutanées et les débridements profonds à l'aveugle.

(1) Rose, *Berlin Kliniche Wochen.* 17 nov. 1890.
(2) Lamberger, Thèse Lyon, 1892.

Perdriat donne ses préférences aux méthodes suivantes et dans cet ordre : 1° incision palmaire, 2° incision latérale externe, 3° incision dorsale avec ténotomie suivant le procédé de M. Jalaguier.

Comme voie d'intervention pour le pouce, comme pour les autres doigts, Dolbeau, Esmark, Kœnig, Volkmann, Elliot, Harrington, Barié (1), Stimpson, Kraske, ont suivi la voie palmaire. Au contraire Max Schuller, Verneuil, Roser, ont suivi la voie dorsale. Enfin la voie latérale a été suivie par Bœkel, Lucke, Paquet, Hue, Richon, Robson, Symonds, Monprofit.

M. Ch. Nélaton conseille pour le pouce comme pour l'index, d'après une intervention de M. Jalaguier que nous allons citer plus loin : une section soit avec un ténotome enfoncé le long du bord externe du tendon extenseur, soit avec un bistouri, par une large incision de la sangle gléno-sésamoïdienne remontée sur le dos du métacarpien. Sur le conseil de M. Farabeuf, le professeur Verneuil a eu recours à ce procédé avec un plein succès.

Luxations en avant. — Ici pas de sésamoïdes obstacles et partant pas de difficultés dans la réduction par des tractions et des pressions directes. M. Farabeuf conseille en même temps le refoulement latéral de la base de la phalange, pratiqué du côté des tendons extenseurs déplacés.

Luxations latérales. — Dans le cas de luxation en dehors que Bessel Hagen (2) observa, la réduction fut facile par des tractions faites en abduction et des pressions sur la base de la phalange.

Luxations métacarpo-phalangiennes des quatre derniers doigts. — *Variété postérieure.* — Comme pour

(1) Barié, *Sperimentale*, mars 1890.
(2) Bessel Hagen, *Archiv. f. kl. Chir.*, vol. 37, p. 386.

le pouce, il faut redresser la phalange sur le métacarpien et la faire glisser d'arrière en avant sur le dos du métacarpien, qu'elle rase pour pousser devant elle la sangle fibreuse glénoïdienne ; on termine en rabattant le doigt. (Sedillot, Croslay, Roser, Langaleeh cités par Michel, Thèse Paris, 1883).

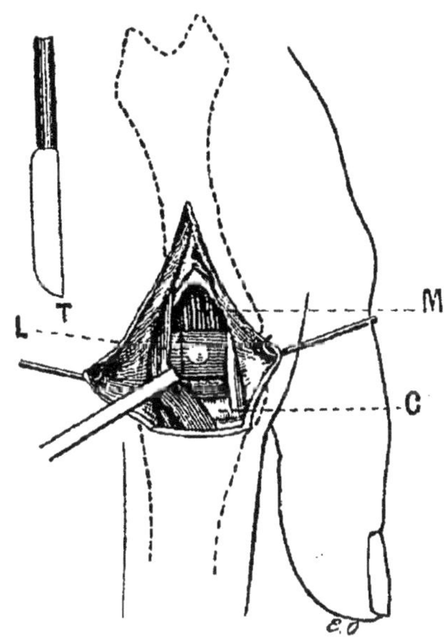

Fig. 50. — Ouverture de la capsule par le côté de la sangle gléno-sésamoïdienne. La flèche marque le point où cette sangle doit être sectionnée (Farabeuf in article de Ch. Nelaton, *Traité de chirurgie* de Duplay et Reclus).

L'irréductibilité, observée surtout pour l'index à cause de son sésamoïde, est assez fréquente.

Ranke ouvrit l'articulation sur la ligne médiane de la face palmaire et sectionna la sangle en son milieu pour réduire.

M. Jalaguier, sur les conseils de son maître, M. Farabeuf, procéda ainsi : l'aide, tirant sur le doigt en le maintenant dans l'axe du métacarpien, présente la main par sa face dorsale. Le chirurgien, tenant le ténotome comme une plume à écrire, fait une ponction à la peau à 2 centimètres en arrière de la phalange, immédiatement en dehors du tendon extenseur. L'instrument est maintenu couché sur le dos de la main parallèlement au tendon et glissé sous les téguments dorsaux vers la surface articulaire de la phalange. Le dos de la pointe rencontre bientôt la facette articulaire et la reconnaît. A ce moment il faut un peu relever le manche de façon à abaisser la pointe qui, sans perdre le contact de la cavité glénoïde de la phalange, vient attaquer sur la face dorsale du métacarpien le ligament glénoïdien interposé. Il n'y a plus alors qu'à sectionner le ligament, ce qui est fait sans peine, mais à condition d'appuyer fortement la pointe sur le métacarpien pendant qu'on retire l'instrument sur une étendue de 1 centimètre environ. (Jalaguier.)

Stimpson (1) ouvrit l'articulation par la face antérieure. Le ligament glénoïdien avait été déchiré à peu de distance de son insertion au métacarpien, et la tête de ce dernier avait passé à travers la boutonnière ainsi formée; il fallut sectionner cette bride pour réduire. La guérison fut complète.

Kœnig (2) dut dans un cas faire l'arthrotomie par une incision palmaire; il trouva la capsule arrachée à son insertion métacarpienne, la phalange avait glissé en arrière de la tête du métacarpien et elle était maintenue dans cette position par un os sésamoïde interposé aux surfaces articulaires. Les tendons fléchisseurs adhéraient à la capsule sans être interpo-

(1) Stimpson, *New.-York Med. J.*, 30 mars 1889.
(2) Kœnig, in Villemer, *Centralbl. f. chirurgie*, 1883, n. 35.

sés, ils avaient glissé sur le côté de la tête. Le sésamoïde enlevé, la réduction fut facile. La plaie capsulaire fut suturée au catgut. Ranke (1), dans un cas irréductible avec menace de gangrène, fit une incision palmaire, il trouva la capsule interposée et il en fit la section; la guérison fut complète.

Fruchaud (2) pense que pour les quatre derniers doigts, comme pour le pouce, c'est le ligament antérieur qui vient s'intercaler entre les surfaces articulaires des doigts et met obstacle à la réduction. Si les procédés de douceur ont échoué, avec Monprofit (*Archiv. provinciales de chi·urgie*, 2 juillet 1892), il conseille d'avoir recours alors à l'arthrotomie. La résection de la tête du métacarpien, nécessaire quand les cartilages sont lésés ou que la plaie est infectée ou que des brides fibreuses se sont formées, doit, lorsque ces facteurs n'existent pas, céder le pas à l'arthrotomie à ciel ouvert.

Variété antérieure. — La réduction est facile par des tractions et des pressions directes sur les extrémités déplacées.

Luxations des phalanges. — *Variétés postérieure, antérieure et latérale.* — La traction et la propulsion de la phalange redressée d'abord, puis fléchie, réduisent faci[illegible]ment.

Luxations des phalangettes. — *Variété postérieure.* — La réduction par traction et propulsion est en général facile.

Cependant l'interposition de la capsule ou du tendon fléchisseur peuvent être cause d'irréductibilité. Aussi, comme pour le pouce, Malgaigne conseille de

(1) RANKE, *Berlin klin. Med.*, 1877, p. 521.
(2) FRUCHAUD, Thèse Paris, 1891.

renverser d'abord la phalangette en arrière, puis de la repousser en avant en raclant avec elle le dos de la phalangine. De même pour repousser le tendon fléchisseur il faut essayer la réduction en imprimant à la phalangette un mouvement de torsion vers le côté opposé au tendon luxé.

L'arthrotomie sera quelquefois nécessaire pour écarter le tendon fléchisseur interposé (Piquard, Thèse Paris, 1879). Louis (Thèse Lyon, 1887) conseille tout d'abord un mouvement de circumduction pour dégager le tendon, avant d'avoir recours à l'arthrotomie. C'est ce que fit Dubar en détordant le pouce (*Société de chirurgie*, 1886). Dans le cas de Jeschmud (*Archives de médecine militaire*, 1891), l'irréductibilité résultait du passage de la tête osseuse à travers une boutonnière créée en avant par l'ensemble ligamenteux formé par le ligament latéral, la languette terminale correspondante du tendon de l'extenseur, les tendons des interosseux et des lombricaux; la traction directe sur le doigt ne faisait qu'augmenter l'étranglement. Enfin dans un cas d'irréductibilité malgré l'arthrotomie, Schwartz dut faire la résection de la phalange.

Variétés antérieure et latérale. — La réduction est ici des plus faciles par traction et coaptation.

LUXATIONS TRAUMATIQUES

de la hanche.

Luxations récentes. — L'historique de la réduction des luxations de la hanche est le même que pour toutes les luxations dans ses grandes lignes.

Dans une première phase, période empirique, des manœuvres de douceur et de force étaient employées au hasard et comme moyen d'exploration.

Dans une deuxième phase, période d'étude des obstacles musculaires à la réduction, ce sont les procédés de Pouteau, Maisonneuve, Desprès père, que l'on emploie; ils montrent l'importance de la flexion à angle droit dans le but de relâcher les muscles.

Dans la troisième période, période anatomique et physio-pathologique, l'importance et des ligaments et des muscles est démontrée, et les procédés méthodiques de réduction reproduisent ceux de la période précédente (Bigelow, 1869, Tillaux (1), Fabri, 1873 (2), Farabeuf, etc.).

Il est impossible de comprendre quelque chose aux symptômes et au traitement des luxations de la hanche si l'on n'a pas bien présentes à l'esprit, disons même si l'on n'a pas étudié pièces en mains la physiologie de l'articulation de la hanche. C'est ce que Bigelow a bien montré, c'est ce que le profes-

(1) TILLAUX, *Société de chirurgie*, 1868.
(2) FABRI, in *Fiorani Lo Sperimentale*, avril 1873, p. 458.

seur Farabeuf a bien démontré dans ses cours à l'Ecole pratique et à la Faculté de médecine.

Il faut savoir en effet que le ligament en éventail de Sappey, le ligament ilio-fémoral antérieur et ilio-fémoral supérieur de Welker, ou ligament en Y de Bigelow, ou ilio-préfémoral et ilio-fémoral transverse de Farabeuf, jouent le rôle de bandes d'arrêt dans les mouvements physiologiques de l'articulation et dans les mouvements possibles après une luxation.

Il nous faut donc rappeler que le ligament ilio-préfémoral borne l'extension de la cuisse sur le bassin, et le ligament ilio-fémoral transverse limite la rotation externe de la cuisse.

Or la plupart des luxations de la hanche, celles dites régulières ou encore secondaires, se produisent dans un mouvement d'abduction forcé de la cuisse : la tête vient buter contre la partie inférieure de la capsule, point faible, elle la déchire; puis, suivant la direction du traumatisme ou de la contraction musculaire prédominante, elle passe soit en avant, luxation antérieure, soit en arrière, luxation postérieure. Si la tête reste basse, on a en avant la luxation obturatrice et en arrière la luxation ischiatique ; si elle remonte, on a en avant la luxation pubienne et en arrière la luxation iliaque.

Ce qui fait que la luxation ne reste pas basse, c'est qu'une plus grande partie de la capsule se déchire. C'est ce qui est le plus probable, car les muscles ont ici relativement peu d'importance par rapport aux ligaments, contrairement à ce que l'on croyait autrefois.

Quoi qu'il en soit, la tête une fois déplacée reste rarement juste au-dessous de la cavité cotyloïde et les luxations sous-cotyloïdiennes sont toujours un peu antérieures, c'est-à-dire périnéale, ou un peu postérieures, c'est-à-dire ischiatiques.

Cette luxation sous-cotyloïdienne peut se réduire d'elle-même, ou bien le traumatisme la transforme en luxation antérieure ou postérieure.

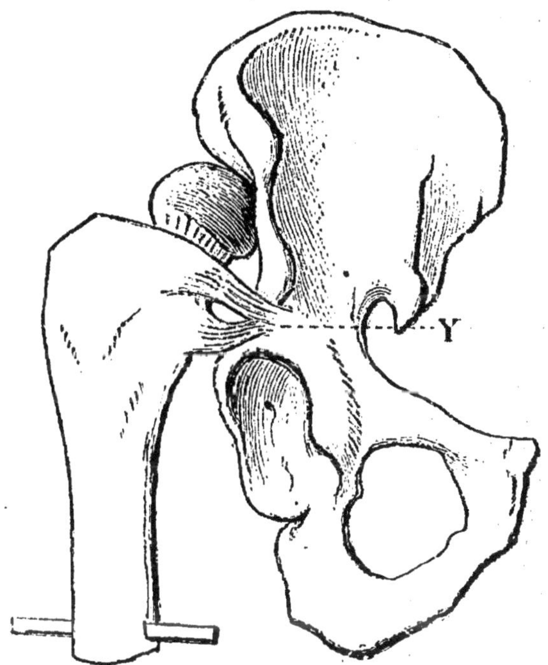

Fig. 51. — Luxation iliaque. Y, ligament en Y.

En résumé : les deux grands obstacles à la réduction dans les luxations récentes, ce sont les ligaments d'abord, puis les muscles.

La partie intacte de la capsule oppose une résistance insurmontable aux tractions intempestives exercées sur elle et empêche la réduction. L'étroitesse relative de la déchirure capsulaire, par laquelle l'os s'est échappé, est une cause d'étranglement d'autant plus grande que les tractions sur la cuisse étendue sont plus fortes.

La capsule s'oppose encore à la réduction par interposition d'un de ses lambeaux ou de sa totalité entre la tête et la cavité. Il peut même arriver que le chirurgien refoule par ses manœuvres une partie de la capsule, ce qui rend la réduction incomplète.

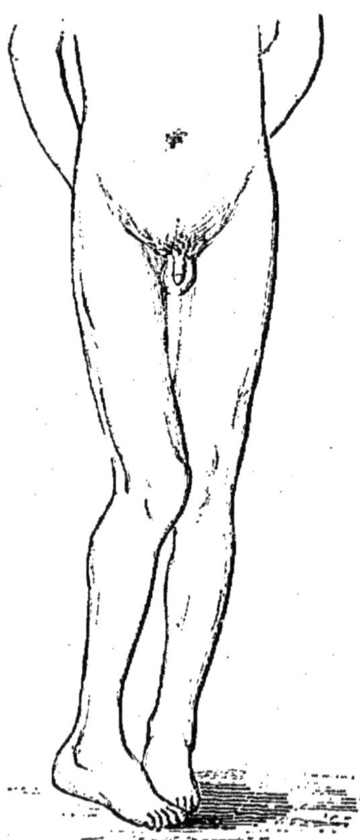

Fig. 32 — Attitude dans la luxation iliaque du côté droit.

Quand la luxation est encore récente, les muscles opposent peu de résistance à la réduction, parce que le trajet est encore large et facile, aucune adhérence ne s'est formée et les parties ont conservé leur élasticité et leur longueur. Dans certains cas (rares, il est vrai) les muscles peuvent, en se contractant, réduire la luxation. Dans d'autres ils peuvent former des boutonnières qui forment cravate et empêchent la réduction.

Luxations postérieures ou dorsales. — Le premier degré de la luxation postérieure est la luxation ischiatique, la tête n'est pas restée en équilibre sur la rainure cotyloïdienne, elle s'est échappée en arrière et vient se placer au-dessous du tendon de l'obturateur interne. Dès lors, pourquoi la position de la cuisse est-elle la suivante : flexion et rotation interne? Il y a flexion parce que le ligament ilio-préfémoral est tendu, et plus on veut étendre le membre, plus le ligament se tend. Le fait est des plus nets sur des pièces disséquées. On voit que la tête, qui est calée en arrière par le tendon de l'obturateur interne, ne peut remonter, et que le ligament préfémoral forme une corde des plus évidentes! Pourquoi y a-t-il rotation interne? C'est parce que le ligament ilio-fémoral transverse

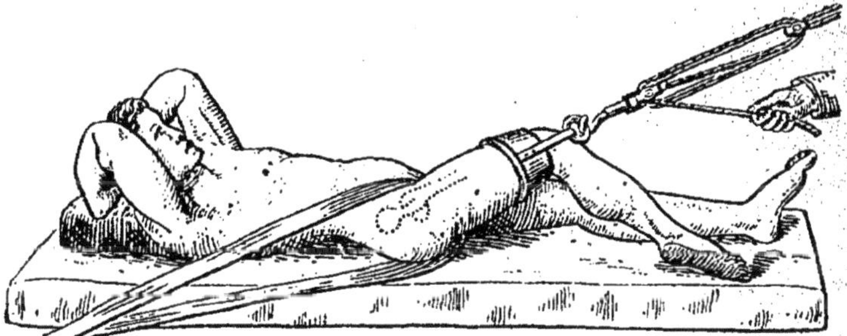

Fig. 53. — Réduction d'une luxation sur le dos de l'ilium, à l'aide de poulies (méthode d'Astley Cooper). (Mauvaise méthode.)

ne permet pas la rotation externe. Cela est encore facile à constater. Voilà donc les obstacles à la réduction par propulsion directe, et nous allons voir plus loin comment on les contourne en s'en servant même comme point d'appui.

Si par suite du trauma, la tête franchit le tendon de l'obturateur interne, la luxation devient iliaque. Pourquoi dès lors le membre est-il en extension? C'est parce que la déchirure de la partie postérieure de la capsule a relâché le ligament préfémoral; c'est parce qu'aussi les deux points d'attache du ligament préfémoral se sont rapprochés quand la tête fémorale a franchi le versant en dos d'âne rétro-cotyloïdien. Dès lors l'extension est possible et se fait par le simple poids des membres, et la rotation interne persiste toujours, parce qu'il ne peut pas y avoir de rotation externe, le faisceau fémoral transverse ne le permettant pas. Voilà tout le mystère de ces différentes po-

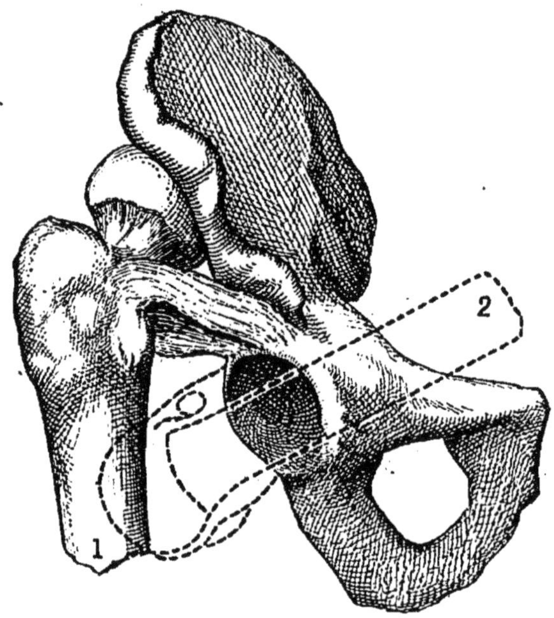

Fig. 54. — Réduction d'une luxation de la hanche en arrière. Schéma 1er temps (Schéma in Forgue et Reclus).

sitions fixes de la tête expliqué, et cela très simplement.

La luxation iliaque avec rotation externe (due à une rupture du ligament fémoral transverse), la luxation oblique antérieure, la luxation sus-épineuse sont rares et s'expliquent facilement par des déchirures étendues de la capsule.

Comment réduire toutes ces luxations dorsales? Il

faut lutter contre la contraction musculaire par l'anesthésie, puis il faut relâcher les ligaments qui sont tendus. Pour cela il faut fléchir fortement la cuisse sur le bassin, l'attirer même à soi par de petits coups secs ; cela fait, il faut ramener la tête dans le

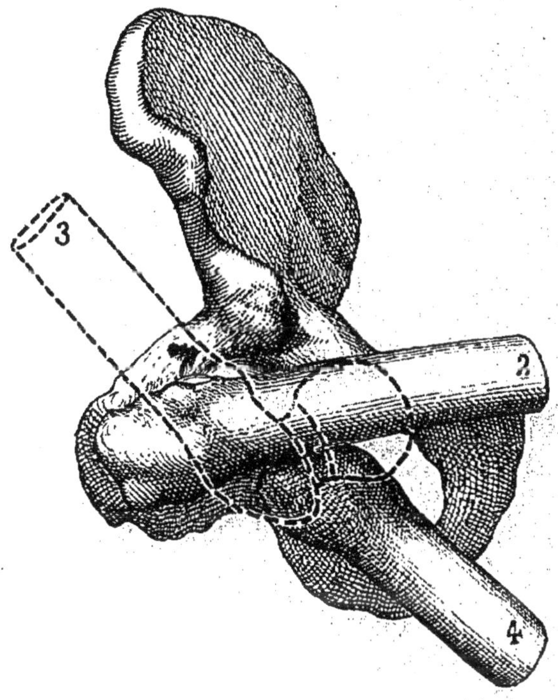

Fig. 55. — Réduction d'une luxation en arrière.
Schéma 2e et 3e temps (Schéma d'après Forgue et Reclus).

chemin qu'elle a parcouru en se déplaçant. Il faudra donc faire de la rotation de dedans en dehors, la tête sera ainsi amenée sous la cavité cotyloïde là où elle a traversé la capsule; il faudra dès lors faire un mouvement brusque d'abduction et d'abaissement pendant lequel le ligament ilio-fémoral sert de point d'appui (comme pour la réduction des luxations de l'épaule), et le petit bras du levier, représenté ici par la tête fémorale, est obligé de se déranger vers le point où la dirige le grand bras du levier, représenté par toute la diaphyse fémorale, c'est-à-dire vers la partie inférieure de la capsule, c'est-à-dire vers la déchirure capsulaire et enfin la cavité cotyloïde ; un bruit bien sonore annonce la réduction. Vouloir ré-

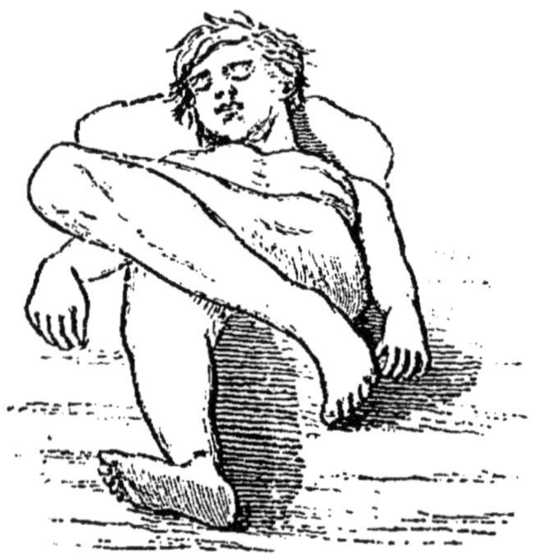

Fig. 53 *bis*. — Attitude dans la luxation ischiatique.

duire autrement ce serait ne rien comprendre aux luxations de la hanche, ce serait peine perdue.

Avant que l'anatomie ait bien montré le rôle des ligaments dans cette luxation, l'empirisme avait bien montré la marche à suivre pour réduire. C'est ce que Desprès père avait trouvé et montré cliniquement. Bigelow a bien montré que ce sont les ligaments qui nécessitent ce mode de réduction.

Pour supprimer la contraction musculaire, contraction qui pourrait faire dévier l'action des leviers qui sont ainsi mis en jeu, il faudra anesthésier le malade. Celui-ci sera couché sur un matelas à terre, un aide fixera le bassin du sujet le mieux possible, le chirurgien passera la saignée de son bras droit sous le creux poplité du côté blessé et il fera la manœuvre que nous avons indiqué.

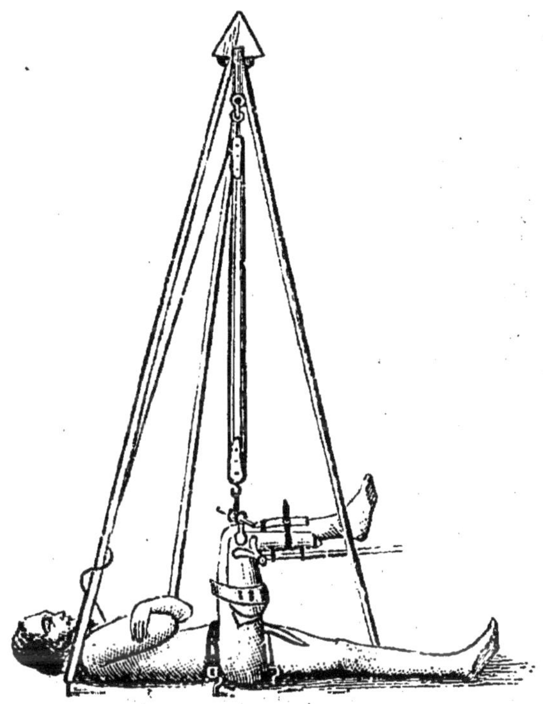

Fig. 56. — Appareil de Bigelow pour pratiquer l'extension dans la flexion.

Nous avons décrit jusqu'ici le procédé de réduction par flexion forcée avec rotation de la cuisse de dedans en dehors (procédé de Desprès); cet auteur conseillait la flexion en dirigeant le genou vers l'épaule du côté opposé.

Nous citerons simplement les autres : Pouteau pressait directement sur la tête de dedans en dehors et de haut en bas. D. Mollière cependant dit qu'il faisait la flexion rotative et abductive (*Lyon médical*, 1874, n° 14). D'autres auteurs ont conseillé les tractions simples ou combinées à la rotation alternative en dedans et en dehors. La méthode appelée de dégagement (flexion, rotation et circumduction)

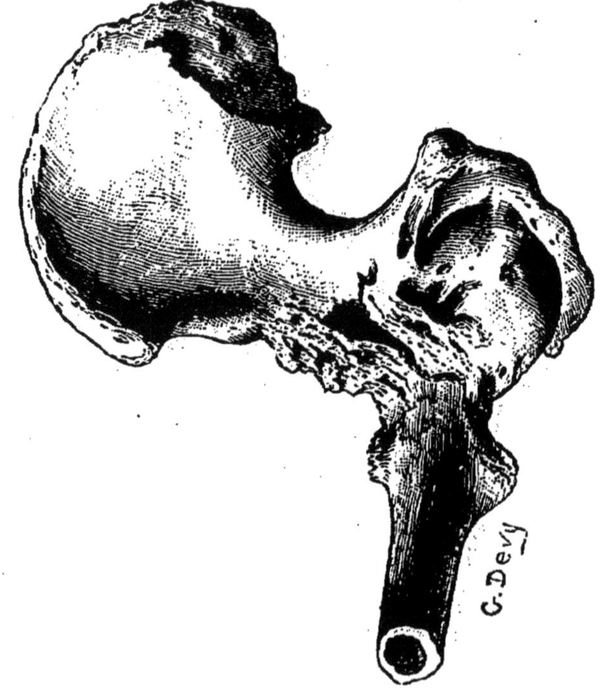

Fig. 57. — Luxation ovalaire non réduite. Coque osseuse autour de la tête.

est au fond celle de Desprès. Le Fort (1) conseillait les tractions verticales sur le jarret par des aides, la contre-extension par le poids du corps, et le chirurgien placé en dehors fait la rotation de la cuisse de dedans en dehors (1867). Dans le procédé de Bigelow (1869), cette traction verticale est faite par

(1) Barthélemy, in *France médicale*, 1880, p. 659.

des moufles puissants et un trépied. Cette manœuvre dite de soulèvement est ce qu'il y a de nouveau dans le procédé de Bigelow. Cet auteur a bien montré, après beaucoup d'autres, que la traction directe n'a pas sa raison d'être dans les luxations dorsales, elle

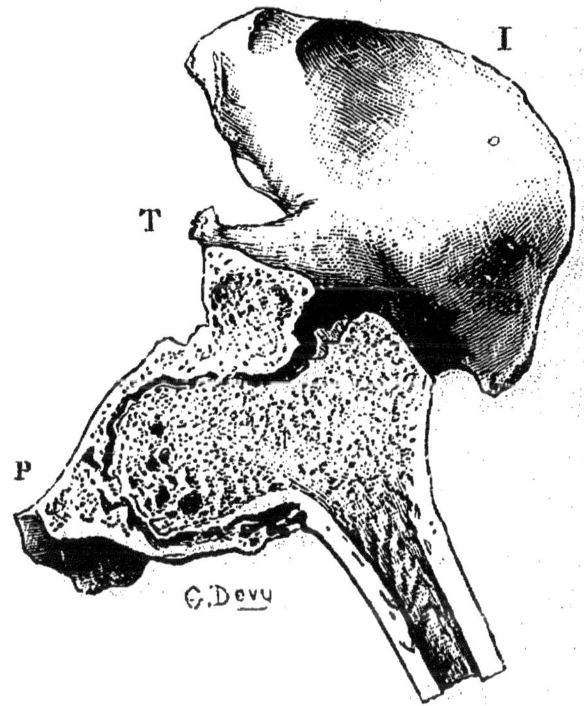

Fig. 58. — Coupe de la pièce précédente.

ne peut réussir que dans les cas rares de luxation sous-cotyloïdienne ou sus-cotyloïdienne.

Luxations antérieures. — Leur mécanisme est absolument symétrique à celui des luxations postérieures. La luxation reste rarement sous-cotyloïdienne antérieure, c'est-à-dire périnéale, elle remonte un peu et devient obturatrice. Dès lors, il y a flexion et rotation externe. Il y a flexion parce que la tête repose sur le trou ovale et que le ligament préfémoral est tendu, et plus on veut étendre le membre plus il se tend. Il y a donc nécessairement flexion du membre. Il y a rotation externe puisque la tête bute

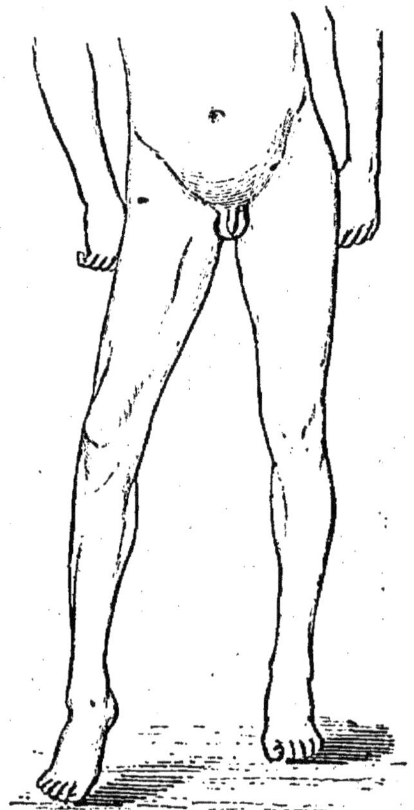

Fig. 59. — Attitude dans la luxation ovalaire.

contre la branche ascendante de l'ischion et que celle-ci empêche la rotation interne. La partie postérieure de la capsule est déchirée et la tension des pelvi-trochantériens limite également, c'est-à-dire empêche la rotation interne.

Si la tête remonte néanmoins et si le ligament préfémoral se déchire, il y a luxation pubienne. Le membre est en extension, puisque le ligament préfémoral déchiré permet cette extension. La rotation externe est due aux mêmes causes que pour la variété obturatrice.

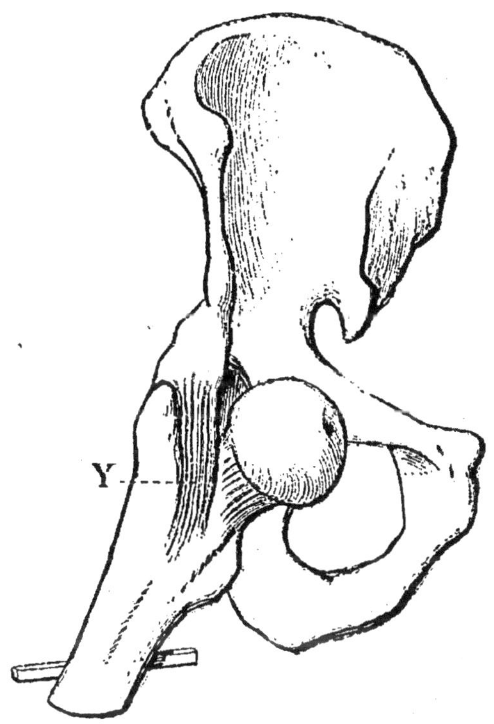

Fig. 10. — Luxation ovalaire.

Je ne fais que citer la sous-épineuse, dans laquelle le ligament préfémoral est totalement déchiré.

La réduction de ces luxations antérieures est aussi simple que celle des luxations dorsales : il faut fléchir la cuisse en se servant de toute la diaphyse fémorale comme de bras de levier ; on fera en même temps une légère élévation ; on fera ensuite un mouvement de rotation de dehors en dedans, toujours pour transformer la luxation en sous-cotyloïdienne ; à ce moment un mouvement d'abaissement permettra de se servir du ligament préfémoral comme de point d'appui et de diriger la tête fémorale vers la déchirure capsulaire et de là dans la cavité cotyloïde.

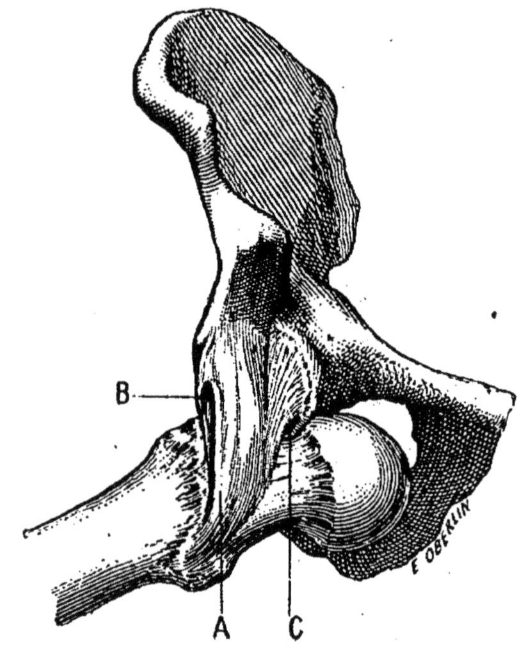

Fig. 61. — Tension du ligament ilio-fémoral dans une luxation ovalaire (d'après Forgue et Reclus).

Cette variété antérieure est moins commode à réduire que la variété postérieure, et il n'est pas rare de la transformer en ischiatique; celle-ci sera réduite comme nous l'avons indiqué, c'est-à-dire par flexion, élévation abduction et légère rotation de dehors en dedans, le chirurgien ayant toujours en vue la tête fémorale qu'il dirige un peu à volonté, grâce à la longueur du son levier de puissance, représenté par toute la diaphyse fémorale. Chez les obèses et les sujets à cuisse très courte, on s'aperçoit vite du manque de prise et la difficulté de réduction est plus grande.

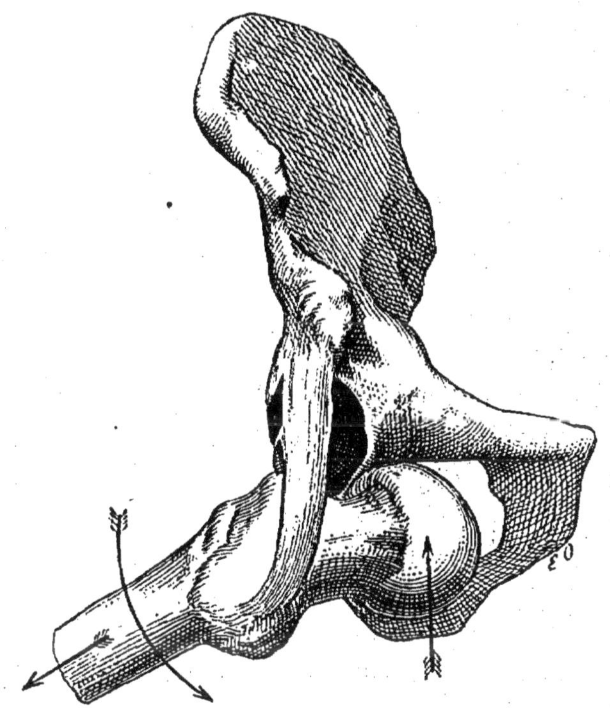

Fig. 62. — Traction défectueuse en adduction. Effet dangereux du levier sur le ligament ilio-fémoral (Forgue et Reclus).

Cameron (1) a proposé les deux procédés suivants de réduction.

Pour une luxation iliaque, il fit fléchir la jambe sur la cuisse et la cuisse sur l'abdomen, puis on imprima au membre un mouvement complet d'abduction et de rotation en dehors.

(1) Cameron, *Glascow Med. J.*, août 1873.

Dans un cas de luxation ischiopubienne, il appliqua son pied sur le périnée et il fit l'extension, et cela parce que plusieurs fois de suite la tête allait, dans les tentatives de réduction ordinaires, de la fosse ovale dans l'échancrure sacro-sciatique.

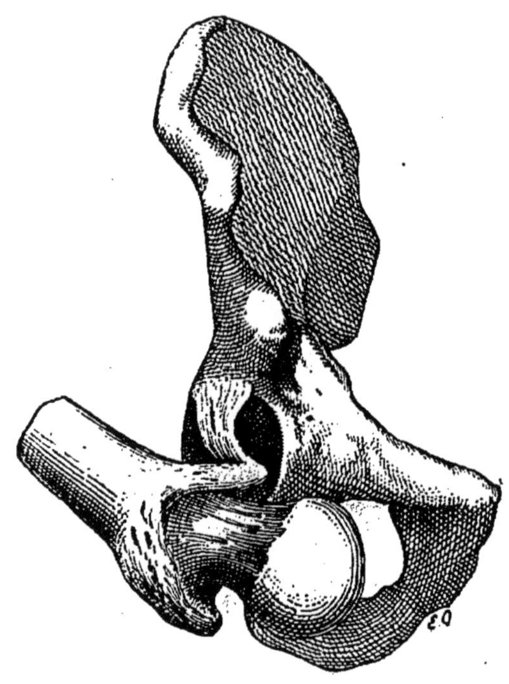

Fig. 63. — Détente du ligament ilio-fémoral par la flexion (d'après Forgue et Reclus).

Pour les luxations sus-cotyloïdiennes, Blasius (1) a recommandé la flexion du membre, l'adduction et la rotation en dedans.

D'une manière générale, après la réduction d'une luxation de la hanche, l'immobilité est de règle quelque temps. Dans quelques cas des attelles ex-

(1) Blasius, *Archiv f. Klin.*, 1874, p. 207.

ternes seront nécessaires pour remédier à la récidive immédiate (Annandale). Le membre dans les luxations dorsales sera maintenu en adduction [Richet (1)], et en abduction dans le cas de luxation antérieure.

Traitement des complications de la luxation. — La plus fréquente c'est la fracture du fémur au ni-

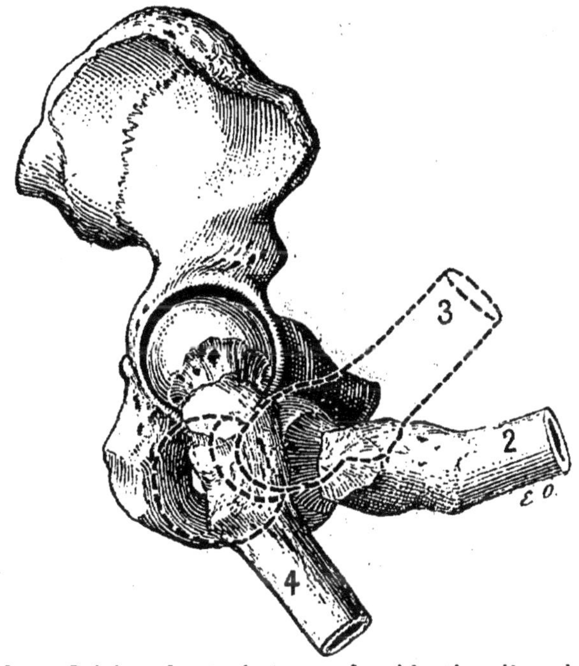

Fig. 64. — Schéma des trois temps de réduction d'une luxation ovalaire : flexion (2), adduction (3), abaissement (4) (Forgue et Reclus).

veau de son col, ou au-dessous du trochanter, ou sur la diaphyse. Kammerer (2) en a réuni 10 observations. La fracture de la diaphyse est la plus fréquente, à l'inverse de ce que l'on note à l'épaule. Comme traitement, Kammerer conseille la réduction immé-

(1) Richet, *Gazette des hôpitaux*, 29 juillet 1886.
(2) Kammerer, *New-York Med. J.*, 16 fév. 1880.

diate si elle est possible, même au prix d'une opération. Allis, en 1879, a recommandé l'usage d'un long poinçon ou d'une vrille enfoncée dans le grand trochanter pour faciliter la réduction. Andrews, en 1883, a conseillé dans le même but une incision au-dessous

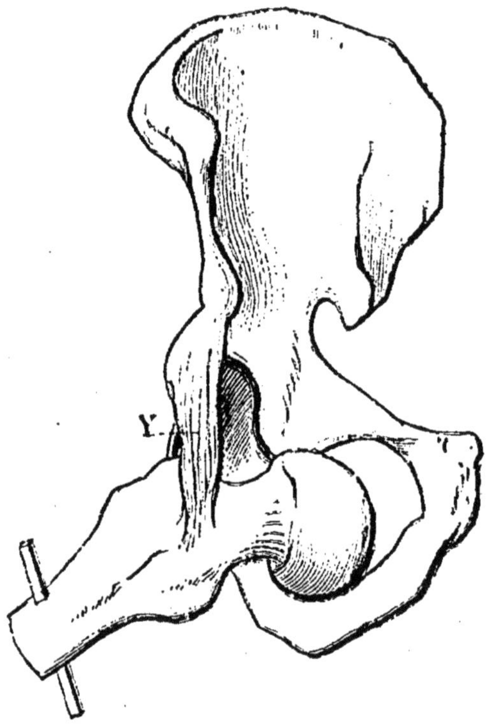

Fig. 65. — Luxation pubienne.

du trochanter. On saisit le fragment supérieur avec un davier, et on produit la réduction par des manœuvres de propulsion directe.

Complications de la réduction. — Ces complications sont les mêmes que celles que nous venons de voir compliquer une luxation, seulement ici elles sont produites par le chirurgien. C'est la rupture des vaisseaux et des nerfs avec gangrène, anévrysmes, ou paralysies consécutives. C'est la suppuration du foyer de fracture observée quelquefois ; c'est enfin la fracture du col fémoral ou du col chirurgical (sous-

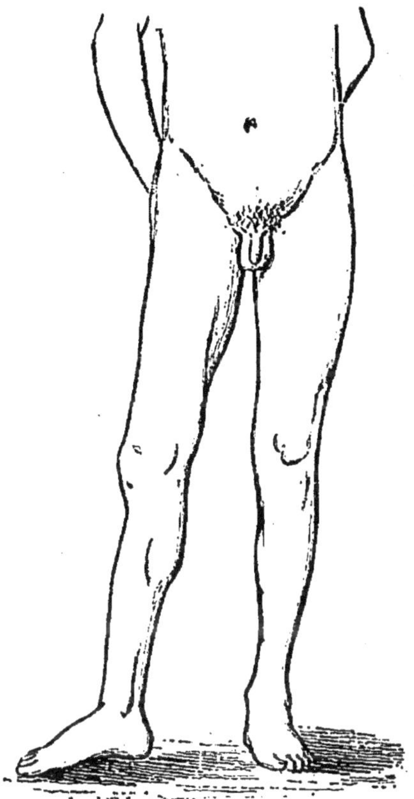

Fig. 66. — Attitude dans la luxation pubienne.

trochantérien du fémur), avec suppuration et nécrose consécutive de cette tête, et élimination de celle-ci (1).

Les lésions artérielles seront traitées par la ligature

(1) Wippemann, *Archiv. f. Klin. chirurg*, 1885, p. 440.

franche des deux bouts du vaisseau lésé. Signalons que, pour la veine fémorale, au lieu de la ligature franche on a signalé comme possible la ligature latérale.

Pour les compressions nerveuses la luxation étant

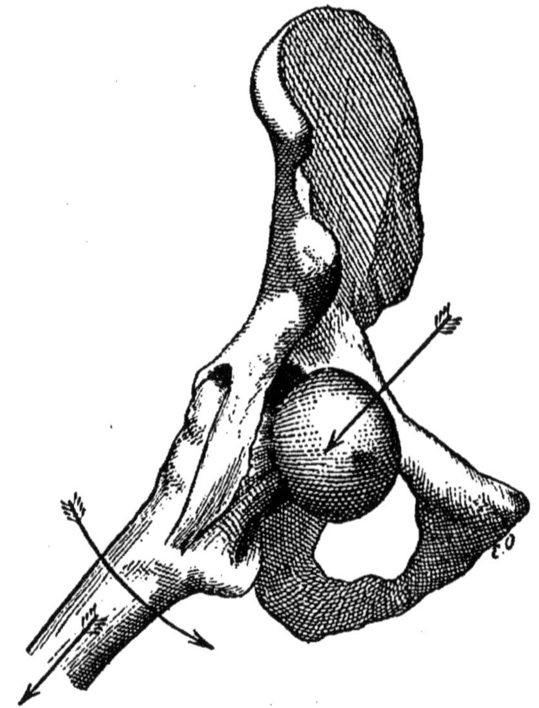

Fig. 67. — Réduction d'une luxation sus-pubienne (d'après Anger).

réduite, l'électrisation des muscles sera employée avec ténacité pendant longtemps.

La suppuration du foyer de luxation sera traitée, comme un simple abcès, par l'arthrotomie. La nécrose de la tête fémorale donnera lieu à l'extirpation de celle-ci. Si celle-ci ne se nécrose pas, il se peut qu'une néarthrose se forme et que les mouvements reviennent en partie. Mais cette néarthrose providentielle est bien aléatoire. Bryck et O. Bloch (1) préfèrent enlever la tête fémorale. Dans le cas de fracture du rebord cotyloïdien la luxation se reproduit très vite; l'immobilisation avec extension permanente amena la guérison dans deux cas de Ried (2).

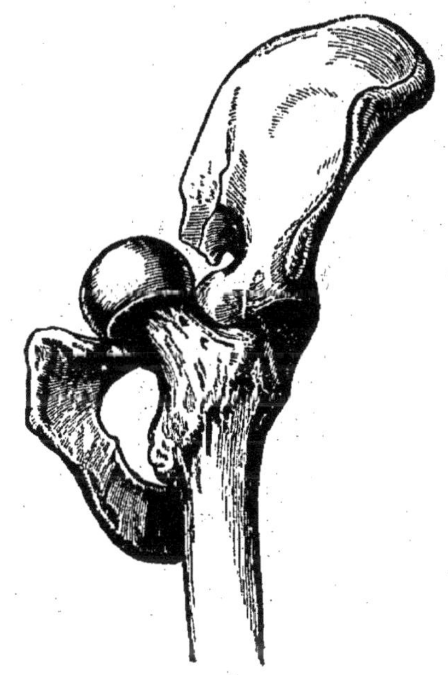

Fig. 68. — Luxation sus-pubienne.

Des tractions violentes ont, dans le cas de P. Broca (3), déterminé une inflammation avec péritonite consécutive.

Luxations anciennes devenant irréductibles.

Les modifications qui se produisent dans une articulation maintenue en état de luxation pendant

(1) O. Bloch, *Revue d'orthopédie*, 1890.
(2) Ried, *Deutsche Zeitschrift. f. chirurgie* 1879, p. 404.
(3) Cité d'après Dennetières, thèse, p. 49.

quelque temps sont importantes à rappeler. On note dans ces cas : 1° des déformations de la cavité cotyloïde et de la tête fémorale; 2° des modifications capsulaires; 3° des rétractions musculaires des muscles pelvitrochantériens et des adducteurs.

On peut dire qu'au bout d'un an la cavité cotyloïde se déforme et ne peut plus recevoir exactement la tête fémorale. Les exceptions à cette règle sont rares.

Du côté de la capsule, on peut noter : 1° l'interposition d'un fragment entre la tête fémorale et la cavité; 2° le rétrécissement de l'orifice capsulaire qui a donné issue à la tête et qui s'oppose à la rentrée de celle-ci; 3° la rétraction totale de la bourse capsulaire déshabitée. C'est ce qui a été constaté pendant les arthrotomies faites par Volkmann, Nicoladoni, Polaillon, Quénu, Ch. Nélaton, Busachi, Kirmisson, d'Antona, Ricard, etc.

Avant de parler d'intervention demandons-nous s'il y a des néarthroses qu'il faut respecter? Oui, disent beaucoup de chirurgiens qui se contenteront même de chercher à les provoquer et à les perfectionner. Nous croyons cependant que le malade bénéficiera beaucoup plus d'une arthrotomie précoce, même si celle-ci doit être suivie de résection : car la néarthrose spontanée même la plus parfaite est toujours douloureuse. Le professeur Poncet de Lyon, ayant perdu un malade après des tentatives modérées de réduction pour une luxation de 3 mois, conseille l'arthrotomie d'emblée (*Lyon médical*, 1er juin 1890).

Quand le malade se déclarera peu satisfait de la néarthrose due à une luxation ancienne, ce qui d'ailleurs est la règle, il faudra tenter de réduire celle-ci. Il faut donc commencer par le procédé de Desprès en ayant soin, dit Bigelow, de faire exécuter à la cuisse un mouvement forcé de circumduction, de façon que le col fémoral, balayant le rebord cotyloïdien, déchire et élargisse l'orifice capsulaire rétréci.

Pour faciliter ces manœuvres, où l'élévation doit être faite fortement, Bigelow a inventé un trépied qui, à la rigueur, peut rendre des services et qui peut être construit extemporainément.

Le cas de A. Cooper, où la réduction d'une luxation datant de cinq ans fut possible chez une enfant de seize ans, est resté unique dans la science (1).

Dans certaines luxations spontanées, la méthode de Paci pour la réduction de luxation congénitale est conseillée par Fiorani (2), qui avec elle aurait obtenu la réduction.

Mai il est des luxations même récentes qui deviennent rapidement irréductibles, et sont justiciables des méthodes sanglantes. — D'ailleurs, au delà de deux mois les déformations articulaires, les adhérences peuvent rendre dangereuse une réduction par des tractions.

La ténotomie sous-cutanée faite par Hamilton, Fiorani et Mac-Cormack est ici, encore plus qu'à l'épaule, une méthode aveugle, et d'autant plus insuffisante que la tête fémorale déplacée ne peut être contournée par la ténotomie. — Fiorani et Vecelli (3) ont cependant pu réduire une luxation en arrière et une en avant par cette méthode.

(1) Voir le relevé des *luxations iliaques tardives réduites sans intervention sanglante*, thèse de Dennetières, Paris, 1890, p. 45; le cas le plus ancien est de neuf mois, et il est douteux pour Hamilton.

(2) Fiorani, *Rev. d'orthopédie*, 1883, 88, 151.

(3) Fiorani, *Archives d'orthopédie*, 1887, p. 411.

L'arthrotomie franche dans l'espoir de réduire la tête luxée a été faite par Volkmann, Mac Cormack, Nicoladoni, Margary, Sydney, Jones, Polaillon, Quénu, Paci, Ch. Nélaton, O. Bloch, Vecelli, Ricard, Severeanu (1), Duret (2) et A. Poncet. Celui-ci conseille même l'arthrotomie exploratrice avant toute manœuvre non sanglante.

Malheureusement la plupart ont échoué, probablement qu'ici les rétractions tendineuses et musculaires ont un rôle important et empêchent souvent la réduction, comme le fait d'ailleurs est démontré assez souvent pour la luxation congénitale. De plus la voie postérieure n'est pas bonne pour aborder la cavité cotyloïde et voir le ligament capsulaire qui la recouvre et la ferme. « Toute tentative d'arthrotomie par la voie rétro-trochantérienne demeurera donc forcément stérile, puisque la capsule ne peut être découverte et incisée par une incision postérieure qu'après résection de la tête. — Dans les cas où la réduction a été possible, celui de Polaillon (pour une luxation ovalaire), celui de Vicelli, l'incision était antérieure. » (Ch. Nélaton.)

L'obstacle à la réduction est, il est vrai, variable : c'est la capsule dans les cas de Volkmann, Nicoladoni, Polaillon, Jones ; c'est la capsule et les muscles dans les cas de Paci, Nélaton ; ce sont les saillies osseuses dans le cas de Mac Cormack.

La réduction après arthrotomie fut obtenue dans les cas de Polaillon et de Duret. Mais le premier malade mourut d'accidents bizarres, le deuxième malade était un sujet jeune de 12 ans. Chez l'enfant l'opération est plus facile que chez l'adulte.

(1) SEVEREANU, *Congrès de chirurgie de Paris*, 1886.
(2) DURET, in Thèse Dennetieres.

Quand la réduction est impossible, il faut faire la résection.

Le premier cas de décapitation pour luxation de la hanche fut pratiqué par Delagarde pour une luxation ischiatique dans laquelle la tête fémorale comprimait tellement le nerf sciatique que chaque mouvement de la cuisse provoquait de violentes douleurs.

Elle fut faite ensuite par Volkmann (1), Nicoladoni (2), Margary, Paci, Mac Cormack, Severeanu, Burachi (3), Ricard, etc.

En 1889 d'Antona (4), dans un cas de luxation de 7 mois, fit tout d'abord la résection partielle de la tête fémorale; puis celle-ci étant insuffisante, il réséqua le reste de la tête, une bonne partie du col, il incisa largement toutes les insertions fibreuses du col, puis à la curette de Volkmann il excava la cavité cotyloïde et y plaça le moignon restant du col fémoral. Le résultat fut excellent, car le raccourcissement était seulement de 4 centimètres.

Dans un cas de résection orthopédique de la hanche pour luxation ancienne, M. Kirmisson (5) réséqua en partie la tête et plaça le moignon dans la cavité cotyloïde excavée à la gouge. Malgré l'extension continue le raccourcissement diminua peu, mais la mauvaise attitude du membre fut rectifiée, la néarthrose fut très solide.

Lane (6) fit une opération analogue récemment avec très bon résultat.

(1) Volkmann in Ranke, *Berlin Klin. Woch*, 1887, p. 387.
(2) Nicoladoni, *Wiener Med. Woch*, 1885, p. 729.
(3) Burachi, *Riforme med.*, 16 sept. 1891.
(4) D'Antona, *Riforme med.*, 1889, p. 168.
(5) Kirmisson, *Société de chirurgie*, 1892, p. 209.
(6) Lane, *Société méd. de Londres*, 6 mars 1893, in *Sem. méd.* 10 mars 1893.

En résumé l'arthrotomie, presque toujours faite trop tardivement, aboutit le plus souvent à la résection de la tête fémorale. Les résultats de celle-ci ne sont pas mauvais certes. La marche est facile; mais l'extrémité supérieure du fémur remonte trop facilement vers la crête iliaque et avec la marche le raccourcissement et la claudication augmentent. Ainsi M. Ricard, après avoir sectionné la tête au niveau du col, fit une nouvelle cotyloïde et y plaça le moignon du col fémoral décapité; l'ascension du fémur se trouve ainsi limitée.

Le grand inconvénient des résections, c'est donc le raccourcissement. Or l'arthrotomie éviterait cette diminution de longueur du membre. C'est pourquoi dans les luxations relativement récentes, c'est-à-dire mettons jusqu'à 8 et 10 mois, il ne faut pas d'emblée vouloir faire la résection.

Si le raccourcissement des muscles est très grand, le col fémoral ne pouvant être abaissé au niveau de la cavité cotyloïde, il faudra faire la résection pure et simple. S'il peut être abaissé, on fera l'évidement de la cotyloïde pour y placer le moignon fémoral (Ch. Nélaton). Dans un cas de ce genre nous aurions volontiers recours à l'extension continue préliminaire pendant trois semaines avant d'opérer.

Si la tête non réduite jouait trop facilement dans une néarthrose trop large, on pourrait limiter les parois de la nouvelle capsule par des injections de chlorure de zinc faites sous le périoste; celles-ci produiraient une irritation périostique avec barrière osseuse limitant le mouvement de la tête, méthode que le professeur Lannelongue a appliquée aux luxations congénitales de la hanche. Dans le cas de luxations anciennes non réduites, on pourrait ici pratiquer l'opération de Hoffa, que nous retrouverons avec le traitement des luxations congénitales de la hanche; R. Volkmann et Schede disent d'ailleurs l'avoir pratiquée une fois avec succès (1).

Si au contraire la tête déplacée est trop fixe, et détermine une déviation du membre gênant le mouvement considérablement et parfois même la station debout ou assise, c'est à l'ostéotomie ou à l'ostéoclasie du col fémoral qu'il faudra avoir recours. Rizzoli, Adam, Golding-Bird, Verneuil, Margary, Bouilly, Mac Even, Von Wahl, Koch, Jalaguier ont obtenu d'excellents résultats par cette intervention.

Cette ostéotomie sous-trochantérienne, recommandée surtout par Volkmann (2), est préférable à l'ostéotomie du col fémoral proprement dit recommandée par Rhea-Barton surtout.

Dans un cas de luxation double, Bruns fit d'un côté la résection et de l'autre l'ostéotomie.

Dans son cas qui datait de 20 mois, Koch fit une ostéotomie sous-trochantérienne avec excision d'un coin osseux à base postéro-externe. Au bout de 14 jours, la plaie étant guérie, il fit par torsion la fracture de la diaphyse au niveau des trochanters ; l'amélioration fut évidente : car auparavant la cuisse était tournée en dedans, fléchie à 90° et en abduction de 45° ; après l'intervention elle s'est trouvée en rotation en dehors, en abduction de 40° et en flexion, et l'opéré pouvait marcher avec son avant-pied.

Von Wahl, dans son cas, fit la résection, la fracture de la diaphyse et le redressement du membre en une seule séance. Tout récemment Villeneuve (3)

(1) R. Volkmann, *Archives f. chir.*, avril 1874.
(2) Volkmann, *Cent. f. chirurgie*, 1885, n° 15
(3) Villeneuve, *Revue d'orthopédie*, 1892, p. 121.

(de Marseille) fit, pour une luxation sous-pubienne, une ostéotomie intra-trochantérienne, et le malade guérit dans une bonne position.

L'ostéoclasie involontaire dans les efforts de réduction a donné de bons résultats à Loosse, Hervez, de Chegoin, Raillard, Gartner, Albert, etc. Mais nous reviendrons sur ce point de thérapeutique à propos de l'ankylose de la hanche.

Conclusions thérapeutiques. — Pour les luxations irréductibles récentes, il faut sans tarder pratiquer l'arthrotomie par l'incision antérieure, même dans les cas de luxation dorsale; lever l'obstacle ligamenteux ou musculaire, tenter la réduction patiemment, et si celle-ci est impossible, il faut faire la résection. La compression du sciatique impose une intervention immédiate.

Pour les luxations irréductibles anciennes, si les manœuvres de force ont échoué, il faut faire l'arthrotomie par la voie antérieure : les obstacles ligamenteux et musculaires seront levés, la cavité cotyloïde agrandie et la réduction sera tentée. Si celle-ci n'est pas possible, on fera la résection de la tête en se donnant largement du jour au moyen d'une deuxième incision rejoignant la première en V à pointe inférieure, comme l'a faite Mac Cormack. Mais il faut se rappeler que le chirurgien doit songer plus encore à l'attitude du membre et à sa solidité qu'au retour du mouvement. C'est assez dire que bien souvent il devra songer à l'ostéotomie sous-trochantérienne.

Quant à l'ostéoclasie, elle semble jusqu'à maintenant devoir être délaissée (Frelin, Dennetières).

Luxations fémoro-tibiales.

Luxations en avant. — Des tractions et des manœuvres de propulsion réduisent facilement la luxa-

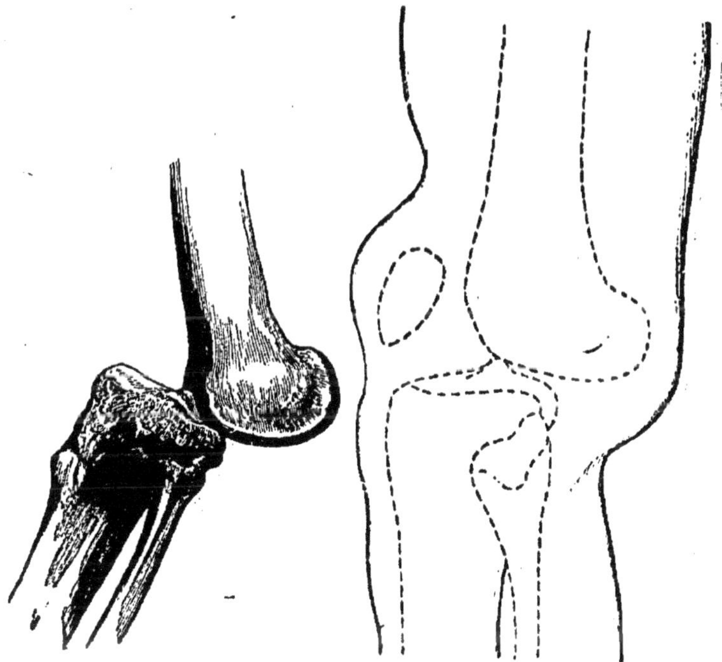

Fig. 69. — Luxation du tibia en avant. Position des os.

Fig. 70. — Schéma des déformations dans la luxation du tibia.

tion, le membre étant maintenu en extension. Steve a conseillé la flexion forcée de la jambe sur la cuisse. Le moyen suivant de Poulet (1) est très pratique : une écharpe embrasse la face postérieure des condyles fémoraux et se noue sur la nuque du chirurgien, qui repousse à pleine main en arrière l'extrémité tibiale. Si ce procédé échoue, on peut essayer

(1) Poulet, in Forgue et Reclus, p. 580.

de basculer le genou en flexion forcée. L'avant-bras est placé dans le creux poplité et sert de point d'appui, la jambe devient ainsi un levier puissant.

La Valette et Gross conseillent de placer les deux mains dans le creux poplité sous les condyles du

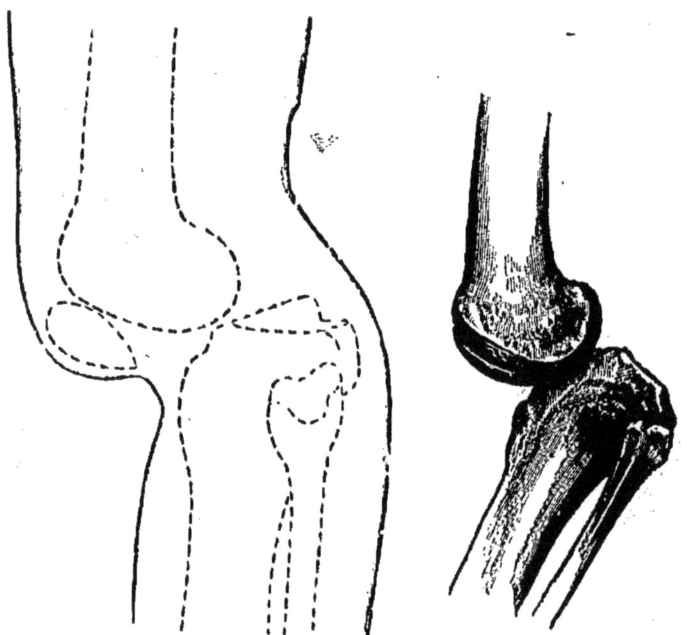

Fig. 71. — Schéma des déformations dans la luxation du tibia en arrière.

Fig. 72. — Luxation du tibia en arrière. Position des os.

fémur et les pouces sur le rebord antérieur du plateau tibial. L'extension est suivie de la flexion légère et de la coaptation assez rapidement.

Cette luxation se complique assez souvent de lésions de l'artère poplitée. Dans ce cas, les deux bouts de celle-ci seront liés, et ce n'est que si des phénomènes de sphacèle se produisent que l'amputation, dès lors inévitable, sera faite.

Luxations en arrière et latérales. — Ici encore c'est par des tractions et des manœuvres de pression directe que la coaptation sera obtenue très facilement, le plus souvent, mais la récidive peut s'observer (Claudot, *Société de chirurgie*, tome 16, pag. 817).

Luxations irréductibles. — Elles sont rares, mais quand elles existent elles nécessitent l'arthrotomie. Braun, dans un cas de luxation incomplète irréductible, ouvrit l'articulation et trouva le condyle interne du fémur étranglé par une déchirure de la capsule. Après section de l'obstacle, la réduction fut facile. Spence, dans un cas de luxation en arrière, fit une incision semi-lunaire au-dessous de la rotule et put réduire, après avoir coupé le ligament latéral externe et les tendons des jumeaux ; le cartilage semi-lunaire était déplacé ; aussi White dans un cas de luxation compliquée fit la résection des condyles.

Annandale, dans un cas craignant une lésion des vaisseaux dans une luxation datant de 35 jours, fit d'emblée la résection. (Cité par Adam, *Gazette des hôpitaux*, 30 janvier 1892.)

Souvent ces luxations tibiales sont compliquées de plaies, qui seront traitées comme des plaies ordinaires. La conservation dans ses limites possibles est la règle. Les troubles nerveux dus à des distensions des nerfs tantôt rétrocèdent, tantôt nécessitent un traitement électrique. — En cas de gangrène, l'amputation sera faite sans retard. (Robert, Vast, Rigaud, Lagoutte, *Gazette des hôpitaux*, 21 déc. 1893.)

Luxations des cartilages semi-lunaires. — La réduction s'opère par l'extension brusque, plus souvent par la flexion forcée, suivie d'extension, et enfin par une pression énergique exercée à l'aide des mains. Mouret conseille, pour le cartilage interne, la flexion externe avec rotation interne de la jambe, et pour le ménisque externe la flexion externe et la rotation externe de la jambe, puis l'extension forcée. L'articulation sera maintenue quelque temps immobilisée pour essayer de réparer autant que possible les déchirures ligamenteuses. Dès les premières tentatives de marche le malade devra porter une genouillère ou même un appareil à tuteurs latéraux qui empêchera les mouvements de rotation du genou. (Mouret, Thèse Montpellier, 1891.)

Mais si les récidives sont trop fréquentes et trop douloureuses, deux interventions peuvent être conseillées, ce sont : 1° la suture du fibro-cartilage à l'os, lorsqu'il n'a été détaché que sur une petite étendue (Annandale) ; 2° l'ablation du fibro-cartilage, s'il a perdu la plupart de ses connexions.

La fixation du fibro-cartilage ou méniscopéxie comprend les quatre temps suivants : *a*) incision transverse des parties superficielles au-dessous de l'interligne du côté du cartilage subluxé ou luxé ; *b*) incision de la capsule un peu plus haut en respectant le ligament latéral correspondant ; *c*) réduction du fibro-cartilage luxé ; *d*) suture du ménisque à la capsule et au périoste de la tubérosité tibiale sous-jacente ; *e*) fermeture des différents tissus par plusieurs plans de suture superposés, c'est-à-dire suture de la synoviale, puis des parties fibreuses capsulaires, et enfin de la peau.

Davies Colley dut dans une intervention de ce genre commencer par suturer le ménisque lui-même, qui était déchiré. Le résultat ne fut pas excellent. Allingham (1) eut un résultat très bon.

(1) W. Allingham, *Britisch med.*, 10 mai 1888, p. 1110.

L'ablation du fibro-cartilage fut faite par Croft (1) dans le cas de luxation, par Kocher dans des cas d'altérations pathologiques. Dans ces deux cas le résultat fut très satisfaisant.

Keetley a réuni 33 faits d'interventions opératoires; dans 20 on fit la suture du cartilage à la tête tibiale, dans 10 le ménisque fut enlevé. Les incisions verticales sont préférables aux incisions transversales qui affaiblissent l'articulation (*Lancet*, 20 décembre 1890). Dans les cas de subluxation non réduite la marche est possible, mais l'extension est limitée (Lauenstein, *Cent. f. chirurgie*, 1889, p. 301). Dans un cas analogue de subluxation, le professeur Lannelongue fit porter un appareil qui fixait le membre en extension pendant la marche; mais la récidive se reproduisit (*Société de chirurgie*, 1879, p. 573). Lardy est plutôt partisan de l'excision (*Rev. chirurgic.*, juin 1894). P. Bruns conseille suivant les cas l'excision ou la suture; des 35 cas qu'il rapporte tous ont guéri parfaitement. Pauyat a récemment conseillé la même intervention. (*Revue de chirurgie*, février 1895.)

Luxations de la rotule.

Pour réduire il faut relâcher le triceps. Pour ce faire Valentin a donné son nom à la méthode suivante de réduction : Un aide porte la jambe dans l'extension forcée pendant que la cuisse est fléchie sur le bassin ; il est alors le plus souvent facile au chirurgien de repousser la rotule vers la trochlée fémorale, c'est-à-dire

(1) Croft, *Britisch med. J.*, mars 1888, p. 587.

de dehors en dedans si la luxation est externe, ce qui est le cas le plus fréquent, et de dedans en dehors si la luxation est interne. Si la luxation est verticale, il faut lui faire subir un mouvement de rotation sur son axe vertical. (Dubreuil, *Gazette hebd. de Montpellier*, 1887, n° 34; P. Berger, Piggott, Vergely.)

Si ces moyens ne réussissent pas, Malgaigne conseille, pendant que les doigts maintiennent la rotule, de faire tout à coup imprimer par un aide un violent et rapide mouvement de flexion de la jambe sur la cuisse.

Mais, dans certains cas, il y a une difficulté extrême à dégager le bord interne de l'os, profondément enfoncé dans l'espace inter-condylien ; à mesure que l'on imprime des mouvements de propulsion sur le bord externe, le bord interne s'enfonce davantage. — Aussi le professeur Duplay (1), pour obvier à cet inconvénient, a-t-il dû imaginer une double érigne qu'il implanta dans le bord interne de l'os, pour le relever et l'attirer en avant. Combinant cette traction en avant avec un énergique mouvement de propulsion de dehors en dedans, il put arriver facilement à un résultat heureux.

Dans un cas, Lanelongue (de Bordeaux) (2) obtint la réduction en imprimant un mouvement de haut en bas et de dehors en dedans, combiné à la propulsion externe directe.

Dans un cas d'irréductibilité, Fowler coupa d'abord par la méthode sous-cutanée le tendon rotulien, mais ne pouvant pas encore réduire, il fit l'extirpation de la rotule.

(1) Duplay, *Bulletin de la Société de chirurgie*, 1870, p. 126.
(2) Lanelongue, *Gazette hebd. des sciences*, Bordeaux, 1885, p. 490.

Comme la luxation externe a une grande tendance à être récidivante, on immobilisera un peu l'articulation; puis, lors des premières tentatives de marche, et même pendant assez longtemps, le malade devra porter une genouillère.

Les luxations récidivantes. — Les appareils ici ont été souvent employés; il est facile de comprendre leur disposition; aussi nous ne la décrirons pas.

Ce qui est plus récent et plus intéressant, c'est le traitement par la suture de la capsule ou par l'évidement d'une portion du condyle correspondant.

Ainsi M. L.-Championnière en 1888, pour une luxation externe, fit l'arthrotomie et creusa sur le condyle interne une fosse en forme de gorge de poulie pour y fixer la rotule. La guérison fut parfaite. Pollard et Battle ont rapporté un cas analogue. (Société clinique de Londres, 24 avril 1881.)

M. Roux (de Lausanne), en 1888, fit un rétrécissement de la partie interne de la sangle rotulienne et la guérison fut immédiate. M. Le Dentu (1) employa sa méthode du plissement capsulaire partant sur l'aile interne, en 1892. Ici l'observation est intéressante; la malade fut revue deux ans après, le résultat s'était maintenu excellent. Nous avons vu celui de Roux; il y eut récidive.

Il est des cas où la *luxation* est *irréductible*. Dans quelques cas il y aurait pénétration du bord interne de la rotule dans le tissu spongieux de la face externe du condyle.

Pour Malgaigne la fixité des luxations verticales serait due à l'enclavement dans la fossette sus-con-

(1) Le Dentu, *Académie de médecine*, avril 1894, et Béreaux, Thèse Paris, 1894.

dylienne du fémur de l'un des angles latéraux de la rotule. Le fait est possible, dit le professeur Panas, mais non démontré. Dans les autopsies de Verneuil, Teinturier, Philippeaux, Fuhrer, on trouva des déchirures de la synoviale et de l'aponévrose d'insertion du vaste interne ; la cicatrisation était lâche de ce côté ; mais du côté externe le tissu fibreux du manchon aponévrotique embrassant la rotule et la synoviale s'était épaissi, rétracté, ce qui explique l'irréductibilité dans ces cas de luxation en dehors.

Dans ces cas difficiles la section sous-cutanée du ligament rotulien a été faite sans succès par Garzan, Wolff; Moreau fit également sans succès la section du tendon du triceps et du ligament rotulien, Fowler fit la même opération, mais sans résultat, et il dut extraire la rotule.

Le professeur Duplay en 1870, avons-nous déjà dit, proposa d'enfoncer au niveau du bord enclavé de la rotule une érigne double, analogue à la griffe de Malgaigne. Par un effort énergique on pourrait attirer la rotule en avant. Guynat, dans un cas de luxation verticale interne irréductible, eut recours à l'introduction d'un élévatoire sous le bord externe de la rotule et il put réduire. Dans un cas, R.-S. Fowler dut faire l'ablation de la rotule.

Actuellement, grâce aux progrès de la chirurgie moderne, c'est à l'arthrotomie qu'il faut avoir recours. C'est ce que Moreau avait déjà conseillé, mais sans succès. Par cette intervention sanglante la rotule sera toujours remise en place avec ou sans débridements tendineux et ligamenteux. (Guérin, *Journal de Médecine de Bordeaux*, 12 avril 1893.) Cette opération, n'ayant plus la gravité qu'elle avait autrefois, évitera les troubles fonctionnels, cependant supportables d'après les observations de Boyer, Vésale, Monteggia, Dupuytren, Hamon, Servier.

Luxation du péroné.

Luxation de l'extrémité supérieure.

Luxation en avant. — La réduction s'obtiendra par une rétropulsion, la jambe étant fléchie sur la cuisse et le pied sur la jambe pour relâcher tous les muscles.

Luxation en arrière. — Même manœuvre, mais d'arrière en avant. La récidive s'observerait quelquefois, d'où la nécessité d'un appareil à tuteurs avec des pelotes maintenues en avant et arrière de la tête du péroné (1) et de maintenir quelques jours le genou en flexion pour relâcher le biceps. (Hirchlarg, *Archiv. f. Klin. Chirurgie*, 1889, p. 198.)

Luxation de l'extrémité inférieure. — Il s'agit plutôt de diastasis, ainsi que le montre le cas du professeur Tillaux. La réduction est facile.

Luxation du pied sur la jambe.

Ces différentes luxations s'accompagnent de fractures concomitantes des malléoles. Ainsi la luxation du pied en dehors est une complication de la fracture du péroné par divulsion. A côté de cette variété qui est la plus fréquente, on note la luxation en dedans, ou en arrière, ou en avant, ou en haut.

(1) Pillard, Thèse Paris, 1872.

La chloroformisation sera faite, pour peu que le chirurgien ait conscience que la luxation est incomplètement réduite par les tractions. Dans certains cas, après avoir cru à la réduction complète, on s'aperçoit trop tard de l'insuffisance du trai-

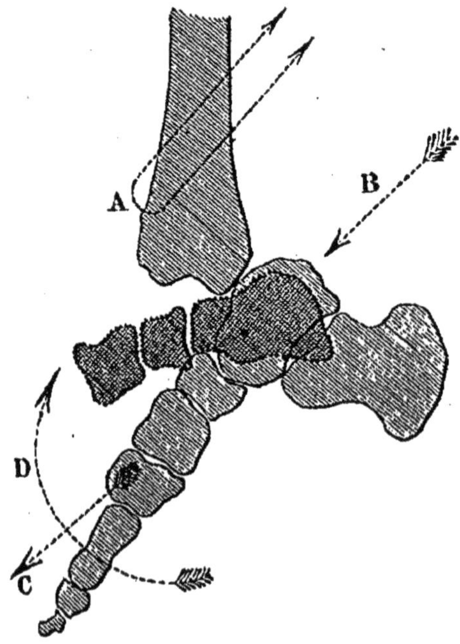

Fig. 73. — Schéma de manœuvre de réduction dans les luxations de la jambe en avant (d'après Anger).

tement. Et comme la luxation peut se reproduire, on appliquera pendant le sommeil anesthésique une gouttière plâtrée. Cette pratique est celle qui est suivie le plus souvent actuellement. Les appareils compresseurs de A. Richet, Folet, la section des tendons d'Achille sont négligés actuellement comme le plus souvent insuffisants, bien que ces moyens aient réussi à Valentin, Harrisson.

Dans un cas bizarre de Thomas (*Rev. de Chirurgie*, 1887), le pied était à angle droit sur la jambe : pour réduire on fléchit la jambe, on abaisse la pointe du pied pour relâcher le tendon d'Achille et on imprime un mouvement de rotation en sens inverse du déplacement.

S'il y a une plaie concomitante, ce qui est bien fréquent, le chirurgien, après avoir réduit, se comportera comme en présence d'une plaie articulaire.

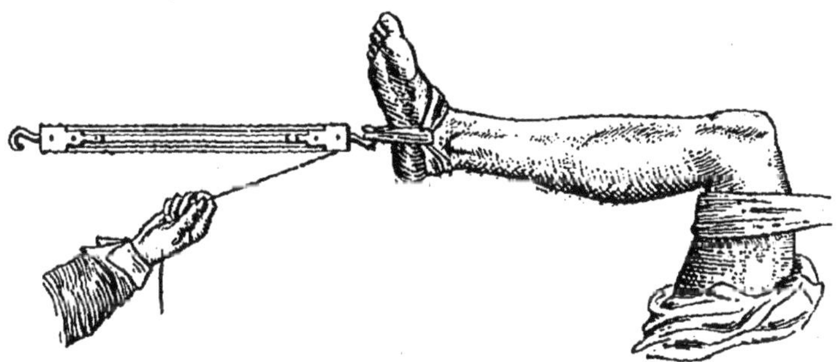

Fig. 74. — Application de moufles pour la réduction des luxations du cou-de-pied (Hamilton).

Des résections partielles seront souvent nécessaires pour parfaire la réduction, pour mettre le pied dans une bonne position. Dans ces conditions l'amputation est actuellement des plus rares, sauf dans les cas de broiement articulaire.

La résection du cou-de-pied pour luxation irréductible a été pratiquée par le professeur Richet et par Courvoisier ; les résultats ont été satisfaisants.

Luxation de l'astragale.

Luxation sous-astragalienne ou astragalo-calcanéenne. — L'anesthésie ici est encore de règle ;

elle facilite la réduction par des tractions et des pressions directes. Elle fut possible dans la moitié des cas (Poinsot).

En cas d'insuccès, l'arthrotomie peut donner un bon résultat (Mac Burney). Peut-être en donnera-t-elle encore plus dans l'avenir si on se décide moins

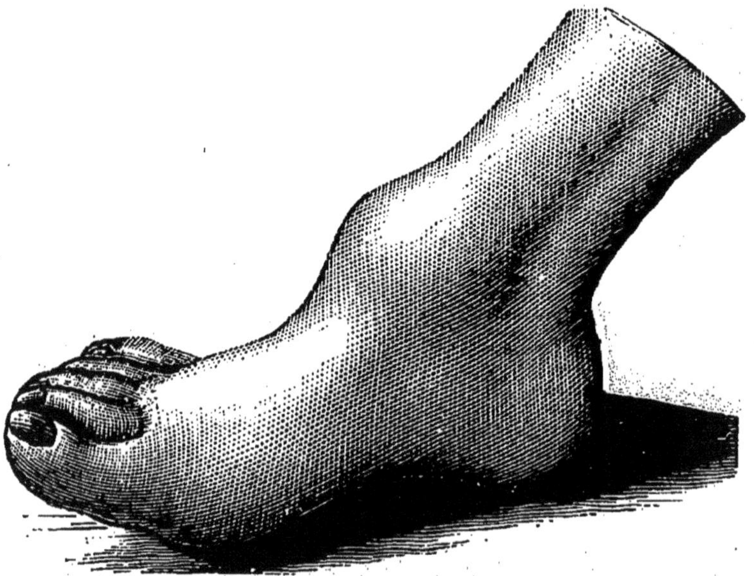

Fig. 75. — Luxation de l'astragale en avant et en dehors (Poncet et Bousquet).

vite à faire l'extirpation de l'astragale. Dans le cas de non-réductibilité, la marche est parfois possible (Legouest, Marc Sée, Dubourg). La gangrène nécessite parfois l'amputation (Dupuytren, E. Well, Mac Cormack).

Luxation double de l'astragale. — On sait qu'il faut distinguer ici : 1° l'énucléation de l'astragale en avant sur le dos du pied ; 2° l'énucléation en arrière ; 3° la luxation interne (inclinaison plus ou moins grande de l'astragale sur son axe vertical en dedans) ; 4° luxation externe ; 5° la luxation par rotation de l'astragale autour de son axe antéro-postérieur ; 6° la rotation du corps de l'astragale séparée de la tête par fracture du col autour de son axe transversal.

Étant donnés les nombreux insuccès et les accidents de la réduction, A. Nélaton conseillait l'abstention, surtout dans les cas de plaie. Mais actuellement l'antisepsie a tout changé, et nous ne citerons que sous réserves les statistiques du travail remarquable de Poinsot : la réduction fut obtenue dans 35 0/0 des cas et les luxations exposées donnent 58 cas, avec 42 guérisons et 16 morts.

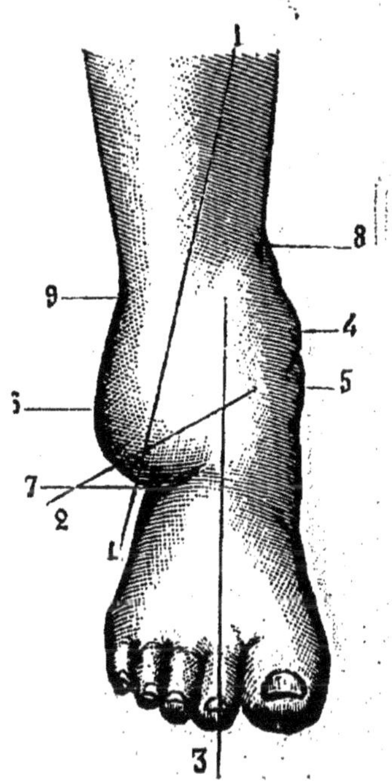

Fig. 76. — Luxation sous-astragalienne, la jambe et le pied sont vus de trois quarts (Poulet et Bousquet).

Le traitement, ici, est le même pour toutes ces variétés. Il faudra commencer par endormir le malade, puis, par une série de tractions et de pressions directes, on réduira l'astragale en fléchissant la jambe à angle droit sur la cuisse.

Si cette réduction est impossible, beaucoup d'auteurs conseillent l'extirpation d'emblée de l'os luxé. C'est Fabrice de Hilden (1582) qui fit pour la première ois l'extraction de l'astragale déplacée et expulsée de la mortaise. Après cette intervention les fonctions de l'articulation du cou-de-pied se rétabliront en grande partie : c'est ce que conclut Poinsot après avoir rapporté les cas de Canton, Hancock, etc. Depuis, cette extirpation a encore été faite par Verneuil, Oré, Mollière, Ollier, Regnier, Kaufmann, G. Marchant, etc. Dans un cas que j'ai présenté à la Société de chirurgie, la réduction n'avait pu être obtenue ; l'extirpation de l'astragale donna, au point de vue de la marche, un excellent résultat.

Mais cependant, ici encore, l'arthrotomie doit tout d'abord être essayée. Desault, en effet, attribuait l'irréductibilité à l'étroitesse de la déchirure capsulaire qui livre passage à la tête astragalienne ; Dupuytren et A. Nélaton à l'engrènement de l'onglet tranchant qui termine l'astragale dans la rainure de la face supérieure du calcanéum ; M. Guérin à la tension de tendons extenseurs des jambiers qui contournent la tête déplacée, et que cette dernière devrait être refoulée et écartée pour retrouver l'orifice qui lui a donné issue. Est-ce qu'une arthrotomie précoce ne pourrait pas lever ces différents obstacles ? Dans un cas que M. Quénu a publié récemment à la Société de chirurgie, l'irréductibilité était due au ligament antérieur du tarse qui, refoulé au fond de la cavité du tarse, s'opposait à la réduction de l'astragale. Il conseille pour la réduction non pas d'étendre le pied, comme le disait Malgaigne, pour exercer des pesées directes sur l'astragale, mais au contraire de mettre le pied dans la flexion forcée et agir dès lors directement sur la tête astragalienne. Si on ne réussit pas, il faut sectionner le ligament antérieur et essayer encore de réduire

Dans les cas de luxation en arrière, Blatin conseille de tirer sur le calcanéum, de manière à le dégager de la rainure de l'astragale, puis, étendre le pied pour pousser le calcanéum et l'astragale en même temps. (*Union médicale*, 1874, p. 386.)

La *luxation médiotarsienne* sera réduite par coaptation.

Fuhr (1) a rapporté un cas intéressant de cette variété de luxation totale en dehors de l'articulation médiotarsienne. La réduction fut difficile Des pressions énergiques furent nécessaires pour triompher des obstacles osseux. L'extrémité antérieure du calcanéum est plus ou moins saillante chez les différents sujets, c'est ce qui détermine les variations de facilité de réduction.

Dans un cas de luxation du scaphoïde, Sumestrang dut faire la réduction par un double mouvement d'extension et d'abduction de la pointe du pied en même temps qu'une pression brusque sur l'os. (*Med. Times*, 1881, p. 483.) Si le *scaphoïde* est irréductible, on l'enlèvera, de même pour les cunéiformes.

Les *Luxations totales du métatarse* sont assez fréquentes, surtout chez les individus exposés à tomber sur la pointe du pied dans les exercices de gymnastique. Chavasse a montré que, dans 42 observations, la réduction put être faite 28 fois complètement, 4 fois incomplètement, la luxation a été irréductible 10 fois; 3 fois l'amputation a été nécessaire. La réduction est toujours difficile. Il faut agir non pas sur la masse totale du métatarse, mais sur chaque os isolément. Après la réduction le retour fonctionnel du pied est assez bon; le résultat n'est pas toujours mauvais après une luxation non réduite. L'anesthésie est nécessaire pour pratiquer la réduction. Le chirurgien, par des prises et des pressions réitérées, s'efforcera de réduire; mais les sinuosités de l'inter-

(1) Fuhr, *Med. Woch.*, 1892, n° 10.

ligne de Lisfranc expliquent le nombre des insuccès.

Les *luxations partielles du métatarse*, c'est-à-dire d'un seul métatarsien, se feront par traction et pression. Pour ces luxations métatarsiennes, l'arthrotomie et la résection peuvent parfois être nécessaires pour rétablir la forme et le fonctionnement du pied ; néanmoins, quand bien même elles n'ont pas été faites, la marche serait peu entravée.

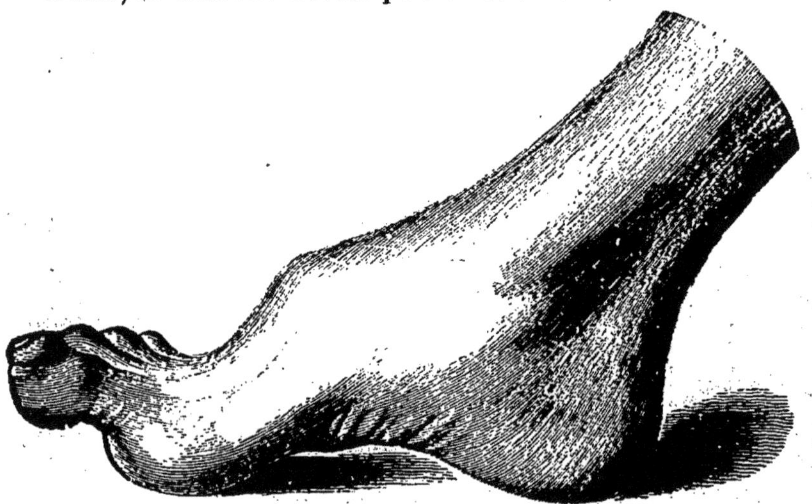

Fig. 77. — Luxation des trois premiers métatarsiens en haut.

Luxation des gros orteils. — *Variété dorsale et palmaire.* — La réduction sera la même que pour le pouce. Brunachi ne put réduire dans un cas ; malgré la ténotomie des extenseurs ; Llyod dut faire l'arthrotomie (*Lancet*, 17 février 1892), Williams et Quénu (1) durent faire la résection. Dans le cas de plaies concomitantes, la réduction était autrefois suivie d'arthrite suppurée nécessitant l'amputation ; aussi Ferré (2)

(1) Quénu, cité par Garnier, Thèse Paris, 1893.

(2) Ferré, *Des luxations métatarso-phalangiennes du gros orteil avec plaie.* Thèse Paris, 1872.

conseillait-il celle-ci d'emblée. — Actuellement c'est le dernier traitement à employer à moins de complications vasculaires ou gangréneuses.

Pour les luxations métatarso-phalangiennes du gros orteil, l'irréductibilité est causée par les sésamoïdes passés sur le dos du métatarsien et interposés entre lui et la phalange.

D'après Garnier (1), pour réduire une luxation complète du gros orteil, il faut mettre la phalange en extension forcée, la renverser le plus possible en arrière sur le dos du métatarsien, puis la ramener d'arrière en avant en rasant avec elle le dos du métatarsien. On ne doit rabattre la phalange que lorsque sa surface articulaire est arrivée sur la tête métatarsienne.

Si l'on se trouve en présence d'une luxation irréductible récente, on pratiquera l'arthrotomie. Le plus souvent la simple division du ligament glénoïdien ou l'excision du sésamoïde interne permettra de réduire. Si ces moyens étaient insuffisants, on aurait recours à la résection de la tête métatarsienne. (Cas de M. Quénu.)

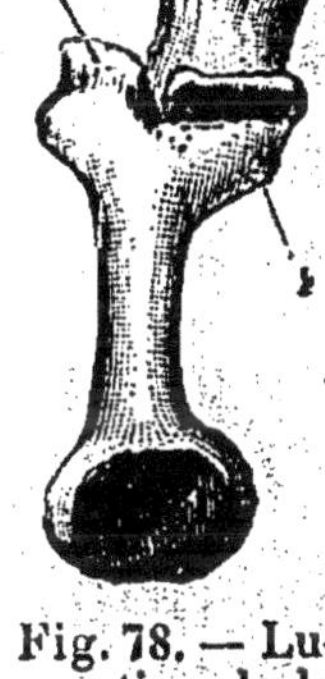

Fig. 78. — Luxation de la phalangine du deuxième orteil, avec fracture de la tête de la phalange.

La résection sera surtout indiquée dans les luxations anciennes contre lesquelles les autres procédés auront échoué. Dans les luxations compliquées de plaie, on suivra la même conduite chirurgicale. Les incisions sous-cutanées des ligaments et tendons constituent un moyen acceptable, jusqu'à un certain point, mais l'arthrotomie est préférable

(1) Garnier, Thèse Paris, 1893.

Variété latérale. — Il s'agit ici d'une lésion pathologique, c'est l'hallux valgus, qui sera étudié plus loin avec les difformités articulaires acquises.

La luxation métatarso-phalangienne des quatre derniers orteils et des phalanges des orteils donnent lieu aux mêmes considérations que celles que nous avons données pour la main.

FIN DU TOME PREMIER

TABLE DES MATIÈRES

DU TOME PREMIER

PARIS. — IMPRIMERIE F. LEVÉ, RUE CASSETTE, 17.

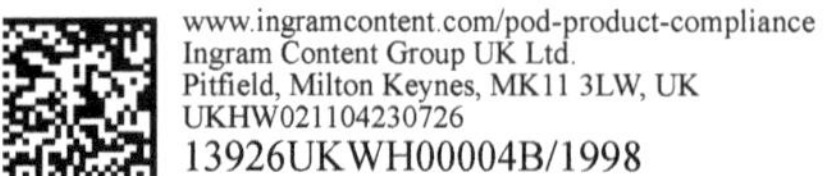
www.ingramcontent.com/pod-product-compliance
Ingram Content Group UK Ltd.
Pitfield, Milton Keynes, MK11 3LW, UK
UKHW021104230726
13926UKWH00004B/1998